Hans Greissing · Adriana Zillo

ZILGREI
gegen Rückenschmerzen

Selbstbehandlung durch eine einfache Haltungs- und Atemtherapie

Verblüffend schnell wirksam, leicht erlernbar

Mosaik Verlag

Bearbeitung: Bruna Forti
Zeichnungen: Carlo Crovetto

Übersetzung aus dem Italienischen und Bearbeitung der deuschen Ausgabe:
Charlotte Rogers

Umschlaggestaltung: Mascha Blömer

Der Mosaik Verlag ist ein Unternehmen der Verlagsgruppe Bertelsmann

© 1991 Mosaik Verlag GmbH, München / 5 4
Herstellung: Herbert Tausend, München
Satz: Layout und Grafik 1000, München
Druck und Bindung: Ebner Ulm
Printed in Germany · ISBN 3-576-10021-0

Inhalt

Danksagung und Vorwort — 7

Der Mensch als Ganzheit — 11
Die drei Grundpfeiler der Gesundheit — 14

Rückenschmerzen — 19
Monolateralismus — 20
Schlechte Angewohnheiten — 21
Das Auto — 23
Ein paar gute Ratschläge — 24

Die Zilgrei-Methode — 31
Was ist an Zilgrei so anders? — 32
Reaktionen — 35
Kontraindikationen — 36
Die Zilgrei-Grundkonzepte — 36

Die Basisbewegungsebenen des Körpers — 39
Selbstwahrnehmung und Körperbewußtsein — 42

Die Atmung — 47
Die Wirkung der Atmungsdynamik auf die Wirbelsäule — 50

Die Zilgrei-Atmung — 53
Ausführung der Zilgrei-Atmung — 54
Hilfen zum Erlernen der Zilgrei-Atmung — 56

Fehler bei der Zilgrei-Atmung	58
Hilfreiche Ratschläge	60
Wie wähle ich die für mich passenden Zilgrei-Selbstbehandlungen?	63
Wie oft sollte man Zilgrei anwenden?	65
Allgemeine Empfehlungen zur Zilgrei-Selbstbehandlung	65
Die Selbstbehandlungen	69
Der Zilgrei-Test	69
Schwan	74
Eisvogel	79
Adler	86
Kranich	92
Kiebitz	96
Sumpfohreule	100
Krähe	102
Wiesenweihe	107
Ortolan	112
Blaukehlchen	115
Tüpfelsumpfhuhn	120
Schneefink	122
Elster	127
Amsel	133
Blauelster	135
Taube	137
Großtrappe	140
Strandläufer	143
Stockente	148
Schneeammer	150
Uferschwalbe	154
Perlhuhn	159
Eistaucher	164
Türkentaube	169
Rauchschwalbe	175
Was tun, wenn die gewünschte Wirkung ausbleibt?	181
Register	187

Danksagung und Vorwort

Seit Entwicklung der Zilgrei-Methode im Jahre 1978 sind wir Hunderten von Menschen begegnet, die uns durch ihre Begeisterung, ihren Rat und durch ihre aktive Mitarbeit ermutigt haben, mit unserer Arbeit fortzufahren. In der Tat wäre Zilgrei ohne ihre Hilfe nicht das, was es heute ist: eine wirksame, ernst zu nehmende Form der Selbsttherapie. Ihnen allen, die uns beistanden und noch heute beistehen, unseren aufrichtigen Dank. Wenn der Name Zilgrei inzwischen zum Begriff für aktive Selbsthilfe geworden ist, so ist das nicht nur unser, sondern auch ihr Verdienst.

Es war nicht immer leicht, unsere Sache mutig und unbeirrt voranzutreiben, obwohl wir die klinischen Beweise über die Wirksamkeit unserer Therapie besaßen. Jeder neuen Methode, insbesondere auf dem Gebiet des Gesundheitswesens, wird zunächst einmal mit Zurückhaltung, Skepsis oder gar offenem Angriff begegnet. Das hat seine Richtigkeit, denn schließlich handelt es sich bei Gesundheit und Krankheit um Bereiche, von denen unsere Lebensqualität entscheidend abhängt. Genau wie bei Medikamenten gilt es, Wirksamkeit und Wirkungsbereich der Methode, ihre einfache Anwendbarkeit und ihre Ungefährlichkeit überzeugend unter Beweis zu stellen.

Das ist uns mittlerweile gelungen: Die Studien an den Universitäten Pisa und Bologna sowie Tausende von Fällen, die nicht nur wir, sondern viele in der Zilgrei-Methode ausgebildete Fachleute gesammelt haben, sind die Grundlage dafür. Doch der Anfang war schwer. Um so wichtiger war damals der Beistand jener Menschen, die an uns und unsere Arbeit glaubten.

In Deutschland möchten wir in diesem Zusammenhang ganz besonders danken: Dr. med. Heiko Nebelsieck, Bielefeld; Dr. med. Rolf Joist, Rheumatologe in Bad Säckingen; Dr. med. Manfred Werner, Marburg; HP Hubert Schweizer und Agnes Fischer, Stockach; HP Wolfgang Hollweg, Aschau/Chiemsee; HP Inge Boye, Baden-Baden; den Krankengymnastinnen Elisabeth Bitter, Siegburg; Veronika Helbig, Brühl, und Gabriele Zeiss, Groß-Gerau. Unter den unermüdlichen Zilgrei-Lehrerinnen und -Lehrern, die in zahlreichen Unterrichtsstunden an Volkshochschulen und in Privatkursen Hilfesuchende in der Zilgrei-Methode unterweisen, gebührt unser spezieller Dank: Gerd Löttgen, Viersen; Irmgard Linnenborn und Ursula Messing, Essen; Rosemarie Thiele, Paderborn; Bernhard Leukel, Enspel; Inge Brinker, Wuppertal; Margitta Staib, Bremen, und Beatrix Voigt, München.

Vielleicht wäre unsere Tätigkeit noch heute auf Italien begrenzt, wo wir wohnen, wenn es Anfang 1982 nicht gelungen wäre, Charlotte Rogers in nur drei Sitzungen von ihren chronischen Ischiasbeschwerden zu befreien. Dieser Erfolg beeindruckte sie so sehr, daß sie seither ihre vielseitigen Talente und Energien zum Zweck der Verbreitung der Zilgrei-Methode einsetzt. Sie übersetzt und bearbeitet unsere Bücher und Kursskripte für den deutschsprachigen Raum. Im Auftrag der Deutschen Zilgrei-Gesellschaft e.V., die auf ihre Initiative hin ins Leben gerufen wurde, hat sie Hunderte von Zilgrei-Lehrerinnen und -Lehrer, Zilgrei-Therapeutinnen und -Therapeuten ausgebildet. Mit unvermindertem Enthusiasmus organisierte sie Tagungen, vermittelt, redet, klopf an die Türen. Kurz: Sie ist die Seele von Zilgrei in Deutschland. Unser aufrichtiger Dank an sie ist begleitet von der Gewißheit, daß es heute Tausende von Menschen in Deutschland gibt, die durch die Zusammenarbeit mit Charlotte und ihren unermüdlichen Einsatz für Zilgrei schmerzfrei geworden sind.

Herzlichen Dank auch unseren Mitarbeitern in Mailand, Carlo Crovetto und Bruna Forti. Ohne Carlos einfache, präzise Zeichnungen wäre die Darstellung und Vermittlung der Zilgrei-Methode gar nicht möglich. Er hat die große Gabe, das Wesentliche so klar darzustellen, daß es leicht nachvollziehbar ist. Erst Bruna Fortis Hilfe beim Ordnen, bei der Auswahl und Klassifizierung des enorm umfangreichen schriftlichen Materials, das sich über die Jahre angesammelt hat – mittlerweile umfaßt die Methode ca. 7000 verschiedene Anwendungen – , ermöglicht das Schreiben unserer Bücher in italienischer Sprache.

Adriana Zillo / Hans Greissing

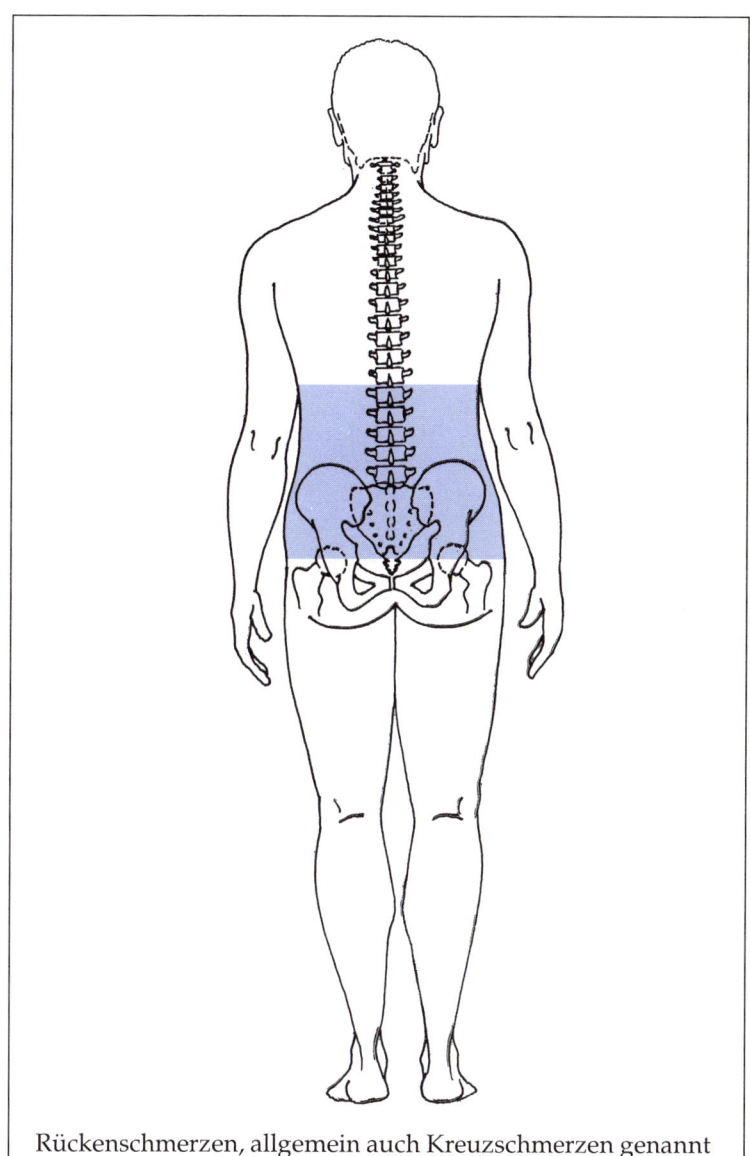
Rückenschmerzen, allgemein auch Kreuzschmerzen genannt

Der Mensch als Ganzheit

Kein Zweifel, wir leben in einer fortschrittlichen Welt! Die technologischen Errungenschaften beweisen es: Auto, Flugzeug, Fernsehen, Kühlschrank, Computer, ganz zu schweigen von Reisen auf den Mond, Satelliten und so weiter. Wunderbar! Oder könnte es sein, daß wir im Sog des Konsumrausches, im Hasten nach mehr – mehr Geld, mehr Macht, mehr Komfort, mehr Erlebnis, mehr Kitzel – uns in einer Wirklichkeit befinden, von der wir uns selbst ausgeschlossen haben? Wie oft kommt es schon im Alltag vor, daß wir innehalten und lauschen, auf unsere Gedanken, auf dieses wundersame Gefüge, unseren Körper? Können wir ihn überhaupt hören, kennen wir seine Sprache, sind wir vertraut mit seinen einzelnen Teilen? Wir werden uns seiner doch eigentlich nur bewußt, wenn etwas *nicht* stimmt. Nur Krankheit macht sich »lauthals« bemerkbar, Gesundheit hingegen ist »schweigsam«, weshalb wir sie auch kaum beachten und noch weniger schätzen.

Versuchen wir also, uns ein wenig mit uns selbst zu befassen, mit unserem Körper, und versuchen wir, uns als *Einheit* zu spüren – als eine Einheit, die aus vielen Teilen besteht: aus Organen, Eingeweiden, Muskeln, Knochen usw. Setzen wir uns einen Augenblick still hin, möglichst ohne Gedanken, und hören in uns hinein. Plötzlich bemerken wir, daß unser Körper atmet, vollkommen selbständig und unabhängig von unserem Willen. Wir spüren, wie die Luft in die Lunge ein- und ausströmt, wie sich in harmonischem, unaufhörlichem Rhythmus der Brustkorb hebt und senkt, das Zwerchfell sich zusammenzieht und wieder entspannt. Vertiefen wir unsere Konzentration, bemerken wir das sanfte Pulsieren des Herzens, und vielleicht, nach einigem Training, sogar die Arbeit anderer Organe, wie etwa Magen oder Darm. Uns werden auf einmal die vielen Muskeln und Körperteile bewußt, die zu uns gehören und unaufhörlich, ohne vom Willen beeinflußt zu werden, perfekt ihre Arbeit verrichten. Der Körper weiß, was er zu tun hat, um zu überleben! Leider fügen wir ihm häufig durch unseren sogenannten »rationalen« Geist Schaden zu, indem wir nicht auf ihn hören, seine Botschaften nicht beachten, seine Alarmsignale (Schmerzen und Beschwerden) schlichtweg ignorieren. Bei den ersten Anzeichen von Schmerzen greifen wir zu Betäubungsmitteln, die uns glauben lassen, wir seien nun wieder gesund. Anstatt das zu tun, was der Körper durch sein Alarmsignal verlangt – meist Ruhe, Entspannung, weniger Essen, keine Gifte –, stürzen wir uns weiter in unseren hektischen, streßvollen Alltag. Ist es ein Wunder, wenn dadurch chronische Krankheiten und bleibende Schäden entstehen? Und ist es nicht ein noch größeres Wunder, daß unser Organismus trotz ständiger Mißachtung seiner Bedürfnisse über Jahre hinaus mit perfekter Präzision seine Arbeit tut? Nun fragen wir uns vielleicht, welches sind denn die wichtigsten Organe, auf die man besonders achten muß: das Herz, die Lunge, die Nieren, das Gehirn? Alle sind gleich wichtig, denn jedes ist auf das Funktionieren des anderen angewiesen.

Wir sind und bleiben eine *Einheit*, und als solche müssen wir uns auch verstehen. Wenn demzufolge eines der Organe erkrankt, sind unweigerlich auch die anderen in Mitleidenschaft gezogen – und somit leidet der Mensch in seiner Gesamtheit. Wenn es umgekehrt gelingt, ein erkranktes Organ zu heilen, nutzt es dem gesamten Körper, und er findet wieder seine Ausgewogenheit. Gesundheit bedeutet nämlich nicht, daß man nicht krank ist, sondern, daß der Mensch sich in seiner einzigartigen Gesamtheit im Gleichgewicht befindet.

Es erschien uns wichtig, diese Einleitung vorauszuschicken, damit gewisse Abläufe und Zusammenhänge verständlich werden. Wußten Sie zum Beispiel, daß Schmerzen im Fuß Bewegungseinschränkungen und Beschwerden in der Halswirbelsäule verursachen können? Die Ursache der Fußschmerzen kann zwar ein ganz gewöhnliches Hühnerauge sein, bleibt es jedoch unbehandelt, kann es mit der Zeit zum Hinken führen. Der unausgeglichene

Gang bewirkt Muskelverspannungen, vor allem in den Beinen und im Becken, die ihrerseits Verschiebungen des Beckens zur Folge haben können. Auf dem Kreuzbein, das Bestandteil des Beckens ist, sitzt die Wirbelsäule, die sich aus mehr oder weniger beweglichen Wirbeln und Bandscheiben zusammensetzt. Um die Beckenverschiebung auszugleichen, kommt es zu einer kompensatorischen Verschiebung der Wirbel zueinander, und zwar vom untersten bis zum obersten Abschnitt der Wirbelsäule. Würde man in einem solchen Fall nur auf die Schmerzen im Halswirbelbereich eingehen, so wäre damit gewiß keine anhaltende Wirkung zu erzielen. Aber auch wenn die Ursache beseitigt werden könnte, bliebe die kompensatorische Unausgewogenheit bestehen. Wenn wir also wirklich die Schmerzen in der Halswirbelsäule zum Verschwinden bringen wollen, dürfen wir nicht nur das Hühnerauge entfernen, sondern wir müssen die gesamte Wirbelsäule und das Becken behandeln, damit diese Strukturen wieder ihre normale Ausrichtung erlangen.

Eine kurze Betrachtung der verschiedenen Wirbelsäulenfunktionen bringt uns die große Bedeutung der Körpereinheit für unsere Gesundheit noch etwas näher. Die Wirbelsäule trägt einerseits das Körpergewicht, andererseits sorgt sie wie ein biegsamer Stab für Beweglichkeit und Elastizität.

Darüber hinaus stellt sie den knöchernen Kanal, der das Rückenmark enthält. Dieses verbindet über die Rückenmarksnerven unser Schaltzentrum, das Gehirn, mit dem gesamten Organismus. Die Rückenmarksnerven treten durch einen kleinen Einschnitt am Wirbelbogen aus dem Wirbelkanal aus. Diese Öffnung ist so klein, daß es nicht schwer ist, sich vorzustellen, daß auch nur die geringste Verschiebung der Wirbel zueinander die Funktionsfähigkeit der Rückenmarksnerven, die ja Impulse vom Gehirn zu den Organen und wieder zurück leiten, beeinträchtigen kann.

Aber nicht nur die Leistungsfähigkeit der Spinalnerven ist dadurch gestört, sondern auch die der Organe, die sie versorgen. Deshalb ist eine gute Haltung, der perfekte Zustand der Wirbelsäule nicht nur wichtig für die Knochenstruktur selbst, sondern auch für das komplizierte Zusammenspiel unseres gesamten Organismus, von dem schließlich unser geistiges und körperliches Gleichgewicht abhängt.

Die drei Grundpfeiler der Gesundheit

Nach jahrelangen, intensiven Studien hat der kanadische Physiologe Professor Hans Selye das, wie er es nennt, »ökologische Dreieck der Gesundheit« definiert. Er lehrt, man müsse drei gleichwertige, voneinander abhängige Elemente berücksichtigen, wolle man eine gute körperliche und geistige Gesundheit anstreben. Diese drei Faktoren sind:

1. Körperstruktur

Dabei handelt es sich hauptsächlich um die knöchernen Bestandteile des Körpers, wie Kopf, Rückgrat, Becken, Beine usw., um deren Ausrichtung und Wechselbeziehung zum zentralen Nervensystem. Jede Strukturveränderung der Wirbelsäule und des Beckens wirkt sich, wie wir soeben erläutert haben, unweigerlich auf das Nervensystem aus.

2. Biochemisches Gleichgewicht

Dabei geht es um die Ernährung, um Aufnahme, Verdauung und Ausscheidung von Nahrung. Die heutige Durchschnittsernährung besteht größtenteils aus zu wenig natürlichen Produkten. Sie enthalten Insektizide, Kunstdünger, Hormone, Konservierungsmittel, künstliche Farbstoffe und sind überdies viel zu stark raffiniert, wie etwa Weißzucker und Weißmehl. Ist es da verwunderlich, daß Stoffwechsel und Verdauung aus den Fugen geraten? Aber auch Medikamente und pharmazeutische Produkte stören häufig das biochemische Gleichgewicht.

Glücklicherweise gibt es eine ganze Reihe von natürlichen, unschädlichen Maßnahmen, die man zur Behebung schlechter Verdauung einsetzen kann. Allerdings wird die Ursache eines gestörten Stoffwechselsystems nicht immer erkannt. Es kann sich dabei um eine Vergiftung des Organismus durch Fehlernährung, aber ebenso um die Einnahme von zu vielen Medikamenten oder um den Genuß von zu stark chemisch verseuchtem Obst und Gemüse handeln.

Wenn uns unsere Gesundheit am Herzen liegt, sollten wir also darauf achten, daß unsere Ernährung möglichst natürlich, vollwertig und ausgewogen ist, daß wir uns so häufig wie möglich in der frischen Luft bewegen und möglichst wenig Gebrauch von Medikamenten machen.

3. Psychische Verfassung

Dabei geht es um unser seelisches Gleichgewicht. Es besteht kein Zweifel darüber, daß die psychische Verfassung den Gesamtzustand entscheidend beeinflußt. Wie oft kommt es doch vor, daß Kopfschmerzen buchstäblich verfliegen, sobald man sich mit etwas Interessantem, Anregendem befaßt! Andererseits haben wissenschaftliche Untersuchungen ergeben, daß umgekehrt Beschwerden, die als psychosomatisch bezeichnet werden, eigentlich auf physischen Dysfunktionen beruhen. So kann zum Beispiel ein niedriger Blutzuckerspiegel einen depressiven Zustand auslösen.

Andererseits gibt es sogenannte »typische« psychosomatische Beschwerden, wie etwa Dickdarmreizung, Magen- und Darmgeschwüre, gewisse Arten von Asthma und Herzrhythmusstörungen, die ihren Ursprung im seelischen Bereich haben.

Die moderne Medizin mit ihren vielen Spezialisierungen erzielt zum Teil an Wunder grenzende Ergebnisse bei bestimmten Erkrankungen. Andererseits vernachlässigt sie häufig den ganzheitlichen Aspekt des Patienten, so daß bei einem schlechten Allgemeinzustand kaum Abhilfe geschaffen werden kann. Oberstes Gebot sollte daher sein, daß der Therapeut jeden Patienten als Individuum behandelt und sowohl seine Körperstruktur als auch sein biochemisches und psychisches Gleichgewicht berücksichtigt, ihn somit als Einheit betrachtet und nicht als scheinbar unabhängig voneinander funktionierende Teile.

Die Chirurgie und die medikamentöse Behandlung sind wichtige und unverzichtbare Bestandteile der modernen Medizin, aber unseres Erachtens nicht die einzig wirksamen Maßnahmen zur Wiederherstellung von Gesundheit.

Krankheit ist kein Zustand, sondern ein Prozeß, das heißt das Auftreten einer anormalen Funktion, einer veränderten Physiologie. Nehmen wir ein Beispiel: Bazillen sind ein natürlicher Bestandteil unserer Umwelt. In der Tat »bewirtet« unser Körper Unmengen von Viren, Bakterien, Pilzen und Parasiten, also potentielle

Krankheitserreger, die aber inaktiv sind. Ein gesunder Körper wehrt normalerweise Angriffe solcher Mikroorganismen ab. Entzündungen hingegen sind das Ergebnis eines geschwächten Abwehrsystems, für das verschiedene Faktoren verantwortlich sein können: zum Beispiel ein gereiztes Nervensystem, manchmal aufgrund des ständigen Wetterwechsels, was besonders im Frühjahr und im Herbst der Fall ist; falsche Ernährung; zu wenig körperliche Bewegung; Umweltverschmutzung und – das Übel unseres Jahrhunderts – Streß. Je mehr dieser Störfaktoren wir ausschalten oder begrenzen können, desto leichter wird es für unseren Körper sein, seine Arbeit zu verrichten und aus eigener, natürlicher Kraft, ohne Hilfe von Medikamenten, Angriffe abzuwehren.

Vergessen wir nie, daß Gesundheit in uns selbst entsteht! Unser Körper verfügt über eine mächtige Kraft: die Selbstheilung. Verletzen wir uns, so sind es nicht die Desinfizierungsmittel, die Pillen oder Antibiotika, die uns heilen. Sie verhindern zwar Komplikationen und Entzündungen, aber es ist unser eigenes Gewebe, unser Blut, es sind unsere Zellen, die sich erneuern, die die Wunde schließen, die die Heilung bewirken.

Oft sind unsere Denkmuster in alten Gewohnheiten eingefahren, durch Vorurteile und jahrhundertealte Dogmen oder Anschauungen geprägt; oft gewöhnen wir uns daran, in einer bestimmten Verfassung oder mit gewissen Schmerzen zu leben, und sind fest davon überzeugt, daran nichts ändern zu können. Wir akzeptieren viele unserer Beschwerden als etwas Unvermeidliches und versuchen oft gar nicht erst, uns aus einer Lage zu befreien, in die wir, wie wir glauben, schuldlos geraten sind. Dabei sollten wir unseren Geist befreien, den Schmerz nicht einfach hinnehmen, uns aus den psychologischen Fesseln lösen, in die wir durch Erbgut, Gesellschaft oder unsere Umgebung geraten sind.

Jeder Mensch sollte versuchen, sich selbst besser kennenzulernen, sonst läuft er Gefahr, in Abhängigkeit zu geraten, egal ob zum Arzt, zu Medikamenten oder Drogen. Sich dann von dieser Abhängigkeit zu befreien, gelingt nur selten. Nur der Mensch, der für sich und seinen Körper die Verantwortung übernimmt und selbst bestimmt, was mit ihm geschehen soll, ist frei und in seiner menschlichen Würde unverletzbar.

Gesundheit liegt in uns, deshalb müssen wir zuallererst an uns selbst als gesunde Wesen glauben, die fähig sind, all das zu gebrauchen, was uns die Natur gegeben hat. Wenn wir uns selbst nicht als gesunde Menschen erachten, können wir nicht gesund sein oder gesund werden. Was immer man mit Erfolg tun will, muß man zuerst einmal denken.

Deshalb müssen wir unseren Geist frei machen und eine lebensbejahende, positive Einstellung gewinnen. Vor allem wollen wir unseren Körper und unser Wesen nicht als einzelne Teile betrachten, sondern als eine unteilbare Einheit, und die natürlichen Mittel verwenden, die uns zur Verfügung stehen, um die in uns liegenden Heilkräfte zu unterstützen und zu stärken.

Rückenschmerzen

Wer kennt sie nicht, vor allem die im unteren Wirbelsäulenbereich, auch gemeinhin Kreuzschmerzen genannt? Nur zwei von zehn Personen wissen nicht, was das heißt, und die übrigen acht haben mindestens schon einmal im Leben, meist aber wiederholt, an der einen oder anderen Art von Rückenschmerzen gelitten.

Nach Kopfschmerzen ist es das am meisten verbreitete und am schwierigsten zu behandelnde Übel. Auch der modernen Medizin ist es bisher nicht gelungen, dieser Plage, die jedes Jahr Hunderttausende heimsucht, Millionen von Arbeitsstunden kostet und Milliarden für Medikamente und Behandlungskosten verschlingt, Herr zu werden.

Warum bekommen wir Rückenschmerzen? Zu diesem Thema gibt es sehr viele Theorien, wovon eine besonders einleuchtend erscheint: Wie alles in der Natur, so ist auch der Mensch das Ergebnis eines langen Entwicklungsprozesses. Aus der horizontalen Haltung haben wir uns langsam in die vertikale aufgerichtet, bis wir als *Homo sapiens* gerade durch die Welt liefen. Unsere Evolution als Zweibeiner ist aber noch nicht ganz abgeschlossen; es gibt noch Schwachpunkte in der Wirbelsäule, die unter gewissen Umständen besonders anfällig ist.

Diese »gewissen Umstände« verfolgen uns leider auf Schritt und Tritt oder, besser gesagt, von einem Stuhl zum nächsten. Wir sitzen nämlich viel zu viel und zu lang: am Arbeitsplatz, zu Hause vor dem Fernseher, im Auto usw. Gehen Sie einmal in Gedanken ganz alltägliche vierundzwanzig Stunden Ihres Lebens durch und rechnen Sie zusammen, wie lange Sie sitzen oder liegen und wie viele Stunden Sie sich aktiv bewegen. Zählen Sie nun noch das Übergewicht hinzu, das Sie aufgrund der mangelnden Bewegung mit sich herumtragen, und schon wird verständlich, warum die Wirbelsäule es häufig einfach nicht mehr schafft.

Es gibt aber auch verschiedene Arten von Rückenschmerzen, zum Beispiel organischen, traumatischen oder psychosomatischen Ursprungs, die die unterschiedlichsten Auslöser haben können: plötzliches Bremsen in Auto oder Bus, große körperliche Anstrengungen, ständiges Tragen von hohen Absätzen, starker psychischer Streß. Aber weitaus am häufigsten treten die Schmerzen bei ganz alltäglichen Bewegungen auf, etwa beim Zähneputzen, Bügeln, Husten oder Niesen, beim Binden der Schuhe oder Ergreifen eines Gegenstands.

Alle diese Faktoren zusammengenommen reichen eigentlich aus, um die weite Verbreitung von Rückenschmerzen verständlich zu machen, und doch gibt es unseres Erachtens einen Missetäter, der alle anderen in den Schatten stellt: der Monolateralismus.

Monolateralismus

Die Tatsache, daß die meisten Menschen Rechtshänder sind, betrachten wir als ein ganz normales, natürliches Phänomen, und nur wenige würden vermuten, daß das unser körperliches Wohlbefinden beeinträchtigen könnte. Doch schauen wir uns diesen einfachen Umstand ein wenig genauer an. Denken Sie an die vielen Handgriffe, die Sie täglich mit einer Hand tun: schreiben, Licht einschalten, Türen öffnen, Hände schütteln, essen, trinken, nach etwas greifen, sich rasieren, sich kämmen, eine Telefonnummer wählen, den Schlüssel drehen, Werkzeuge gebrauchen, Tennis spielen – die Reihe ist endlos. Wir führen die meisten unserer täglichen Betätigungen mit derselben Hand, mit derselben einseitigen Körperbewegung und ziemlich gleich aus, und das unser ganzes Leben lang. Wenn Sie sich all diese Handlungen im Geist vorstellen, dann werden Sie auch begreifen, was mit Ihren Muskeln geschieht. Bedenken Sie, daß keine Körperbewegung, wie gering sie auch sein mag, ohne den Einsatz von Muskeln möglich ist. Und nun versuchen Sie, sich vorzustellen, was geschähe, wenn Sie jeden Tag mit einem

Fünf-Kilo-Gewicht Ihren rechten Bizeps trainierten. Nur die Muskeln des rechten Arms und der Schulter würden sich entwickeln, während die linke Körperseite praktisch unverändert bliebe. In etwas geringerem Maß passiert genau das, wenn wir unseren Körper den ganzen Tag nur einseitig beanspruchen: Die paarigen Muskeln, die rechts und links der Wirbelsäule liegen, entwickeln sich ungleichmäßig. Bei den meisten Rechtshändern kann man diese unterschiedliche Muskelentwicklung sogar sehen und ertasten. Das ist eine typische Folge der einseitigen Körperbeanspruchung, die in vielen Fällen für weitverbreitete Beschwerden verantwortlich ist, die irrtümlicherweise der Arthrose und dem sogenannten »rheumatischen Formenkreis« zugeschrieben werden.

Linkshänder sind in einer wesentlich glücklicheren Lage als ihre rechtshändigen Artgenossen, denn obwohl sie spontan die linke Hand und Körperseite einsetzen, kommen sie nicht umhin, auch die rechte zu gebrauchen. Sie leben nämlich in einer Umwelt, die für Rechtshänder konzipiert ist – man denke an Türklinken, Schlüssellöcher, Hebel, Geländer, Maschinen usw. –, und gebrauchen ihren Körper dadurch wesentlich ausgewogener. Die schädigenden Einflüsse der einseitigen Körperbeanspruchung trifft man deshalb bei Linkshändern wesentlich seltener an als bei Rechtshändern.

Die Erkenntnis, daß Monolateralismus eine der Hauptursachen für Rückenbeschwerden ist, hat es uns ermöglicht, entsprechende Selbstbehandlungen zu entwickeln, die vor allem Normalisierung durch gezielten Ausgleich herbeiführen. Unsere Erfahrungen mit Zilgrei in den letzten zehn Jahren haben gezeigt, daß die regelmäßige Anwendung der Zilgrei-Selbstbehandlungen die schädliche Wirkung der einseitigen Körperbeanspruchung weitgehend eindämmen und manchmal sogar beheben kann.

Schlechte Angewohnheiten

Häufig sind scheinbar harmlose Gewohnheiten für unsere Rückenschmerzen verantwortlich. Vielleicht erstaunt es Sie zu hören, daß ständiges Baucheinziehen (um schlanker zu erscheinen) Kreuz-, Rücken-, Nacken- und auch Kopfschmerzen verursachen kann.

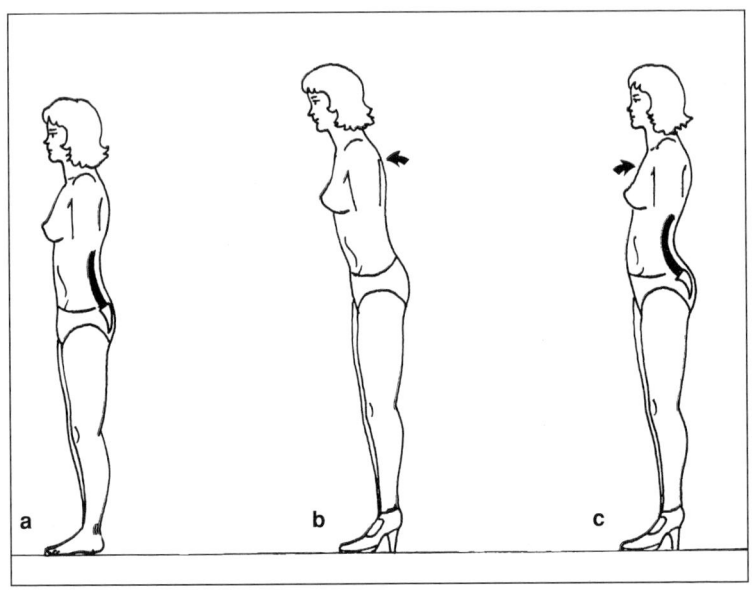

Wird nämlich die Magen- und Bauchmuskulatur für längere Zeit angespannt, behindert das die normale Arbeit des Zwerchfells und der Bauchmuskeln beim Atmen. Gleichzeitig wirkt sich das negativ auf die atembedingten Rippen- und Wirbelsäulenbewegungen (siehe Kapitel über Atmung) aus. Es wäre also wesentlich vernünftiger, durch gesündere Ernährung und mehr Bewegung den Bauchspeck zu bekämpfen. Oder, wenn Sie das nicht schaffen, zeigen Sie lieber Ihren Bauch, anstatt deswegen krank zu werden.

Junge Menschen sollte man unbedingt darauf aufmerksam machen, daß das ständige Tragen von engen Hosen, insbesondere von Jeans, die aus festem, unelastischem Stoff hergestellt sind, schädliche Konsequenzen haben kann: Rückenschmerzen durch die Einengung des Beckens beim Sitzen; daraus erwachsende Kopfschmerzen und Schwindelgefühl; geschwollene Beine aufgrund der gestörten Blutzirkulation; Beeinträchtigung der Geschlechtsorgane: bei Männern bis hin zur Sterilität, bei Frauen Entzündungen, schlimmstenfalls Beckenverformungen und daraus erwachsende Komplikationen während Schwangerschaft und Geburt.

Frauen, die ständig Schuhe mit hohen Absätzen tragen, dürfen sich natürlich nicht über Rückenschmerzen wundern. Je höher die Absätze sind, desto stärker ist der Körper gezwungen, von seinem Schwerkraftzentrum abzuweichen; die Frau fällt praktisch nach vorn (S. 22, Abb. b). Damit sie nicht umfällt, richtet sie sich auf (Abb. c), wodurch die Lendenwirbelsäule und die Muskulatur im Lendenbereich überlastet werden.

Das Auto

Unser liebstes Kind – unser größter Feind, besonders der Wirbelsäule. Fast alles ist beim Autofahren für den Körper und den Geist belastend: Der Sitzwinkel, bedingt durch die gestreckten Beine, belastet das Becken und die Lendenwirbelsäule; die ständig nach vorn gestreckten Arme verursachen Beschwerden in der Brustwirbelsäule, und der steif gehaltene, nach vorn gerichtete Kopf wirkt

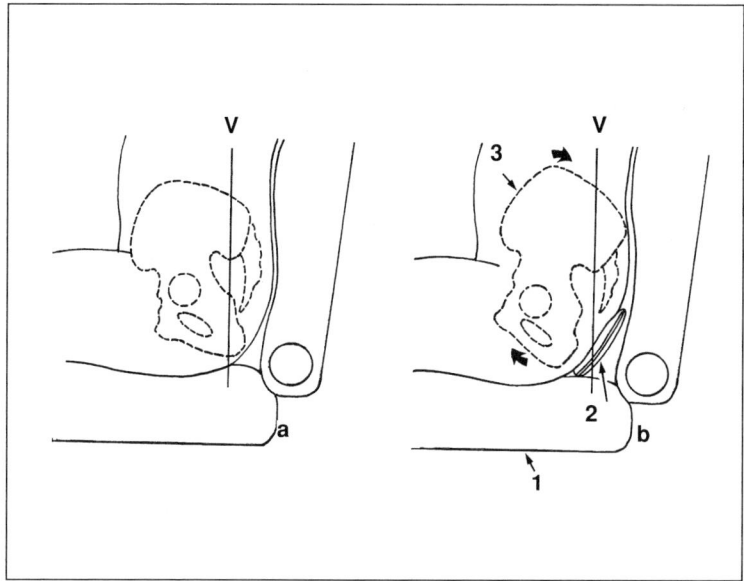

sich negativ auf die Halswirbelsäule aus, ganz zu schweigen von der einseitigen Körperbelastung durch das ewige Schalten, besonders im Stadtverkehr.

Zählt man noch den psychischen Streß hinzu, bedingt durch das ständige Vibrieren des Körpers und das angespannte Achtgeben auf den Verkehr, den Lärm, die Signale – und dies bei wechselnden Wetterbedingungen –, muß man sich fragen, für wie viele Beschwerden, die man anderen Ursachen zuschreibt, eigentlich das Auto verantwortlich ist.

Trägt man dann in der Gesäßtasche der (meist zu engen) Hosen noch ein Portemonnaie, hat man die beste Gewähr dafür, am Ziel einigermaßen lädiert anzukommen.

Das harte Portemonnaie drückt nämlich genau auf das Ileosakralgelenk, wodurch Schmerzen im Becken und in den Beinen entstehen können.

In der Abbildung a auf Seite 23 sehen Sie ein Becken in normaler Sitzhaltung, während Abbildung b zeigt, wie sich die Beckenlage verändert, wenn man ein Portemonnaie in der Gesäßtasche trägt. Im Sitzen werden die Hosen hinten nach unten gezogen. Die Geldbörse wandert mit und klemmt sich etwa in Höhe des Ileosakralgelenks zwischen den Sitz und der Beckenhälfte ein. Diese wird in Pfeilrichtung forciert, was auf die Dauer zu unangenehmen Beschwerden führen kann.

Ein paar gute Ratschläge

Das Aufstehen aus dem Bett kann eine wahre Qual sein, wenn man an akuten Rückenschmerzen leidet. Hier ein paar Ratschläge, wie es weniger schmerzhaft geht.

Als erstes drehen Sie sich auf den Bauch (gegenüberliegende Seite, Abb. a), dann rutschen Sie so weit ans Fußende hinunter, bis Sie mit den Knien den Boden erreichen (Abb. b–d). Atmen Sie vollkommen aus. Während Sie einatmen, stemmen Sie sich mit den Armen hoch (Abb. e–h). Machen Sie im Stehen zwei komplette Zilgrei-Atmungszyklen (siehe Kapitel »Die Zilgrei-Atmung«).

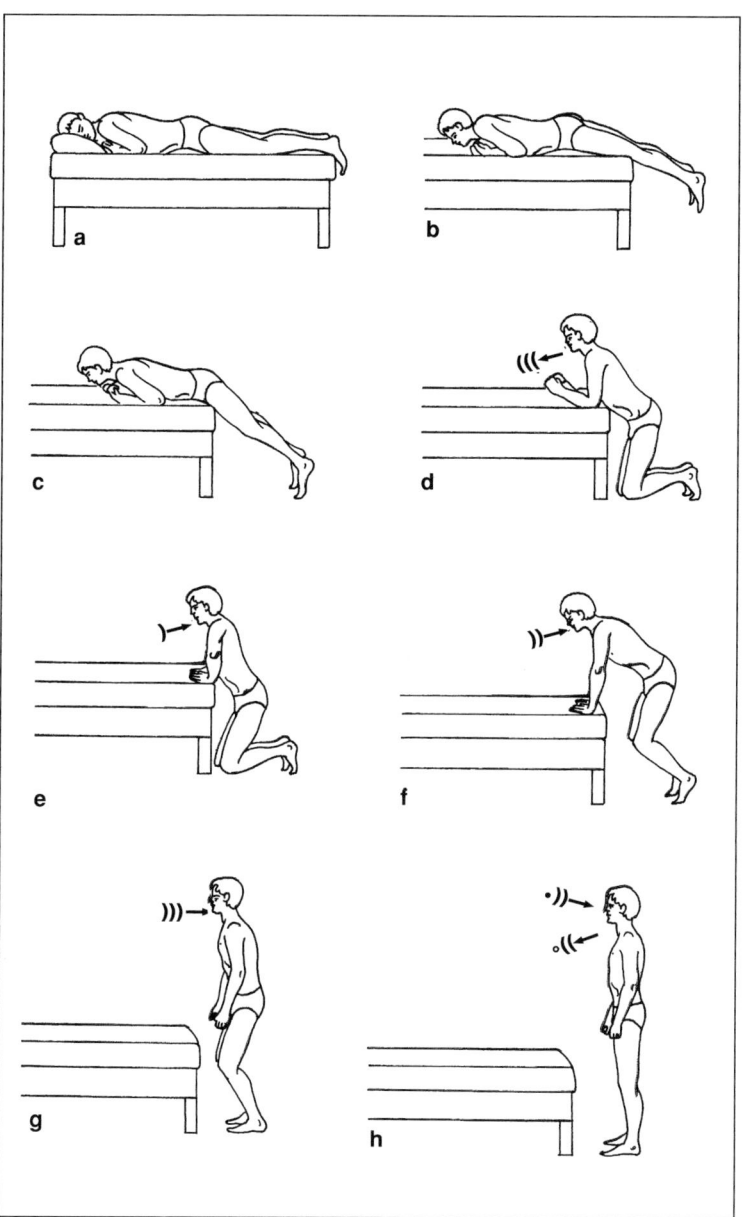

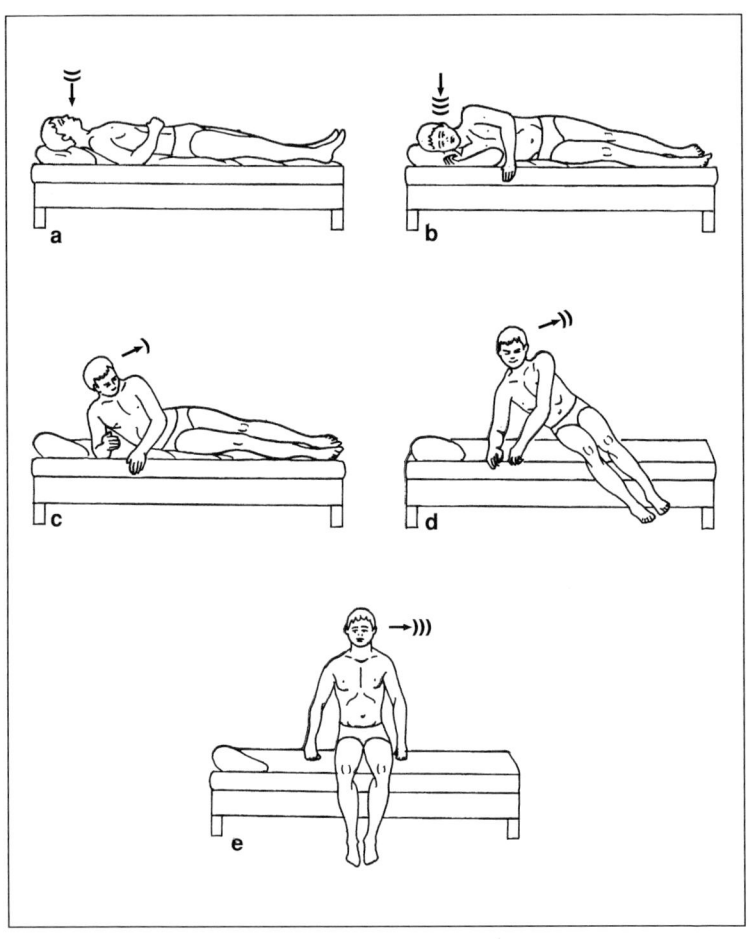

Drehen Sie sich von der Rücken- (Abb. a) in die Seitenlage (Abb. b).
Atmen Sie aus, winkeln sie die Beine an, und während Sie sich mit Hilfe der Arme hochstemmen, lassen Sie die Beine auf den Boden gleiten (Abb. c, d). Im Sitzen (Abb. e) führen Sie einen kompletten Zilgrei-Atmungszyklus durch; dann, während Sie einatmen, stehen Sie auf. Machen Sie im Stehen zwei komplette Zilgrei-Atmungszyklen.

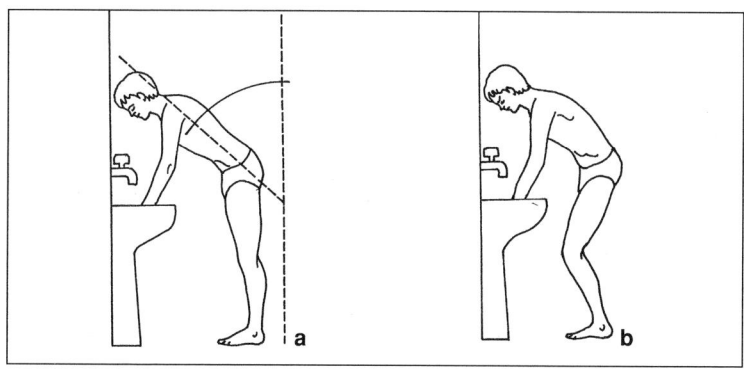

Anstatt sich gleich nach dem Aufstehen ans Waschbecken zu begeben, machen Sie erst ein paar Lockerungsübungen. Die Stellung in Abbildung a ist nämlich äußerst belastend für den Lenden-/Kreuzbereich. Wenn Sie morgens stets in Eile sind und keine Zeit für ein paar Übungen haben, nehmen Sie eine Haltung wie in Abbildung b gezeigt ein, das heißt mit leicht angewinkelten Knien und gespreizten Beinen; das ist weniger belastend für die Wirbelsäule.

Besonders Leute, die anfällig für Rückenschmerzen sind, sollten darauf achten, wie sie Gewichte heben und tragen. Eine diesbezügliche Änderung eingefahrener, falscher Gewohnheiten hilft schon sehr viel, um Sie vor Schmerzen und Beschwerden zu bewahren. Wenn Sie schwere Gewichte anheben, achten Sie darauf, daß die Hauptarbeit durch die Bein- und nicht durch die Rückenmuskulatur geleistet wird. Dabei sollte das Rückgrat möglichst senkrecht gehalten werden.

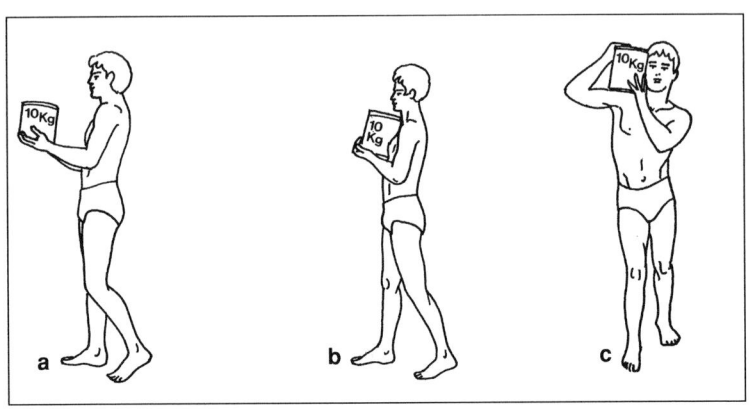

Tragen Sie Gewichte nicht vom Körper entfernt (Abb. a). Je dichter das getragene Gewicht am Körper ist (Abb. b, c), desto geringer ist die Belastung für Muskulatur und Rückgrat.

Wenn Sie schon schwere Gewichte nur mit einer Hand tragen (was besser vermieden werden sollte), strecken Sie wenigstens zum Ausgleich die freie Hand seitlich aus (Abb. a). Besser ist es, möglichst in beiden Händen mehr oder weniger das gleiche Gewicht zu tragen (Abb. b). Lassen Sie sich helfen, wenn es sich um sehr große Gewichte handelt (Abb. c), und vergessen Sie nicht, auch dabei den freien Arm seitlich auszustrecken. Der Gebrauch von Riemen (Abb. d) ist bei sehr schweren Gewichten oder großen Gegenständen immer noch die rückenfreundlichste Transportart.

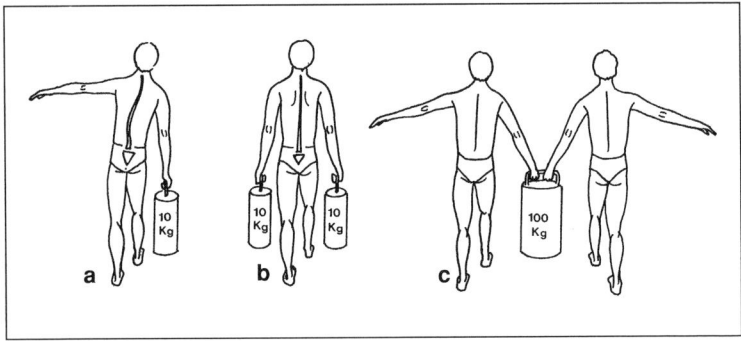

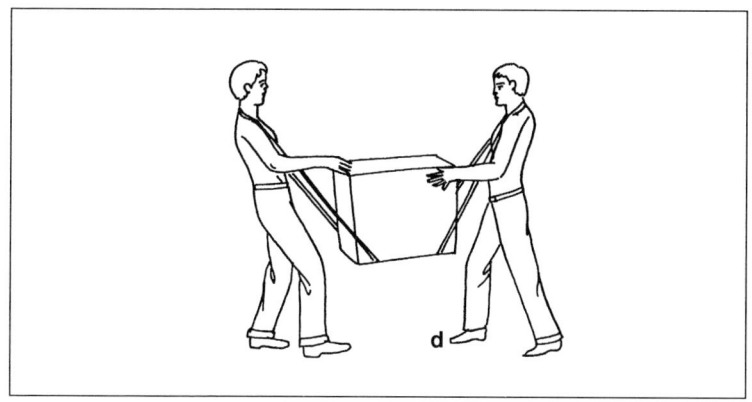

Vergessen Sie nicht, beim Tragen von leichten Gegenständen mit nur einer Hand, beim Gehen den freien Arm bewußt locker vorwärts und rückwärts zu schwingen. Dadurch bleibt die Rückenmuskulatur weitgehend entspannt.

Unser letzter Ratschlag ist eigentlich der wichtigste: *Vorbeugen ist besser als heilen.* Rückenschmerzen sind immer ein Anzeichen dafür, daß in unserem Organismus etwas nicht im Lot ist. Achten Sie darauf und geben Sie sich nicht einfach damit zufrieden, nur die Schmerzsymptome, womöglich durch Pillen oder Spritzen, anzugehen. Reagieren Sie sofort auf das erste Warnsignal, indem Sie aktiv etwas dagegen unternehmen. Nichts zu tun oder nur die Symptome zu behandeln, wäre so – wie uns ein befreundeter Arzt

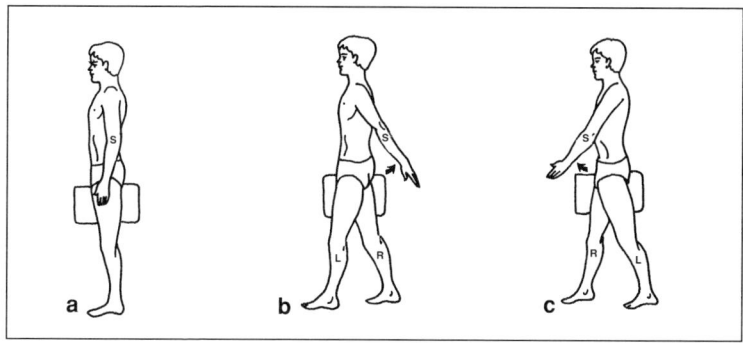

einmal erklärte –, als würde man, wenn im Auto ein rotes Warnsignal aufleuchtet, ein Stück undurchsichtigen Klebestreifen darüberkleben und seelenruhig weiterfahren. Was können wir also tun, wenn unser Körper Warnsignale, also Schmerzen, aussendet? Zum Beispiel die Zilgrei-Methode anwenden!

Die Zilgrei-Methode

Das Kunstwort Zilgrei setzt sich aus den Anfangsbuchstaben unserer beider Nachnamen zusammen:
Zillo und Greissing: Zil + Grei = Zilgrei.
 Es handelt sich dabei um eine vollkommen natürliche Selbstheilungsmethode, die sehr leicht zu erlernen und anzuwenden ist. Jeder Mensch jeden Alters kann sie praktisch uneingeschränkt zur Vorbeugung, Linderung und Beseitigung von Beschwerden, die allgemein der Arthrose, Arthritis, dem sogenannten »rheumatischen Formenkreis«, Streß und einer ganzen Reihe von anderen Ursachen zugeschrieben werden, anwenden. Zilgrei ist ungefährlich, wirtschaftlich, einfach und äußerst wirksam.
 In ihrer Gesamtheit umfaßt die Zilgrei-Methode Selbstbehandlungen, die auf einer breiten Skala von natürlichen Vorgängen, Techniken und Phänomenen aufgebaut sind und dazu dienen, in der Weise auf den Organismus einzuwirken, daß er sich im Falle von Fehlfunktionen normalisiert bzw. seine normale Tätigkeit beibehält, wenn keine Störung vorliegt. Jahrelange Beobachtung und klinische Untersuchungen geben Anlaß zu der Annahme, daß die natürlichen Mechanismen der Zilgrei-Methode die biokybernetischen Kräfte des Körpers anregen. *Bios* heißt im Griechischen »Leben« und *kybernētēs*, ebenfalls aus dem Griechischen, bedeutet »Steuermann«. Im modernen Sprachgebrauch bezeichnet der Ausdruck Kybernetik den Vorgang der Aufnahme, Verarbeitung und Übertragung von Informationen der verschiedensten Art. Im Fall der Biokybernetik sind dies die noch weitgehend unbekannten natürlichen Kräfte, die die organischen und psychischen Vorgänge

in unserem Körper steuern. Es handelt sich also um jene angeborene Intelligenz oder Fähigkeit, die jeder einzelnen der Abermillionen Zellen in unserem Körper mitteilt, was sie zu tun hat, um den Lebensprozeß zu erhalten, zu fördern und eventuell auftretende Fehlfunktionen zu beheben.

Jede Selbstbehandlung besteht aus zwei Grundelementen: 1. der dynamogenen Zilgrei-Atmung, koordiniert mit 2. gezielten Stellungen und Bewegungen des Körpers. Jedes dieser beiden Elemente ist von grundlegender Wichtigkeit, jedoch nur ihre Kombination, und zwar auf die Art und Weise, wie wir sie entwickelt haben, erzielt die Wirkung, die von vielen als erstaunlich, von manchen sogar als sensationell bezeichnet wird.

Seit Jahren kommen zu uns Patienten, deren Ärzte sie mit den verschiedensten Diagnosen in unsere Praxis geschickt haben. Zilgrei hat in diesem Zusammenhang einen erstaunlich breiten Anwendungsbereich bewiesen. Gute Wirkung wurde insbesondere bei Fällen erzielt, die folgenden Erkrankungen zugeschrieben wurden: Arthrose der Wirbelsäule, der Kiefer- und Hüftgelenke; Trigeminusneuralgie, Zervikobrachialsyndrom; Epikondylitis, Hinterhauptneuralgie, Periarthritis, Sehnenscheidenentzündung, Schleimbeutelentzündung, Muskelschmerzen, Hexenschuß, Ischias, Kopfschmerzen sowie nervöse Spannung, Verstopfung, Menstruationsbeschwerden.

Das heißt aber noch lange nicht, daß Zilgrei ein Allheilmittel ist, und schon gar nicht, daß es Wunder wirken kann! Nur das, was die Selbstheilungskräfte des Körpers vollbringen können, ist mit Zilgrei möglich: manchmal nur die Linderung von Schmerzen, meist aber die gänzliche Beseitigung von deren Ursachen; häufig die Wiederherstellung der normalen Beweglichkeit eines Gelenks. Kurz, Zilgrei schafft Ausgleich und bewirkt Normalisierung des Organismus, aber nur soweit, wie es die körpereigenen Selbstheilungskräfte möglich machen. Zilgrei regt diese Kräfte an und bringt sie zu ihrer optimalen Entfaltung.

Was ist an Zilgrei so anders?

Immer wieder wird uns diese Frage gestellt, und wir wollen Ihnen erklären, was an Zilgrei anders, ja eigentlich einmalig ist. Wie bereits erwähnt, sind die Grundelemente der Zilgrei-Methode Atmung einerseits und Körperstellung bzw. Bewegung andererseits. Diese hat uns die Natur zur Verfügung gestellt, und seit Jahrtausenden bedient sich die Menschheit ihrer in der einen oder anderen Form. Originell bei Zilgrei ist ihre Koordinierung, ihre wirksame Verbindung mit anderen natürlichen, teilweise aus der Chiropraxis stammenden Grundkonzepten. Das Resultat dieser Verschmelzung sind nicht gymnastische Übungen, sondern ist eine klinisch nachgewiesene *Selbstbehandlungsmethode*.

Im Gegensatz zu scheinbar ähnlichen, aus dem Orient überlieferten Praktiken, erfordert Zilgrei nicht die Anlehnung an eine gewisse Philosophie oder Lebenseinstellung. Unserer Erfahrung nach stellt sich durch das Ausüben von Zilgrei automatisch ein erweitertes Bewußtsein der eigenen psychischen und physischen Fähigkeiten ein. Jedoch ist das ein erfreuliches Nebenprodukt der Methode und nur insoweit ihr Ziel, als es dem Prinzip der Gesamtheit des Menschen Rechnung trägt.

Hauptziel der Methode ist es, durch Entspannung und Ausgleich Normalisierung herbeizuführen, und nicht, wie zum Beispiel bei Gymnastik, Muskeln durch Kraftaufwendung zu stärken und zu entwickeln. Entsprechend ist Zilgrei weder ermüdend, noch kommt man dadurch ins Schwitzen; es erfordert keine besonderen Geräte und keine bestimmte Kleidung. Wenn Sie die Methode erst einmal gelernt haben, können Sie sie überall anwenden, egal ob zu Hause oder am Arbeitsplatz, in den Ferien, im Auto oder Flugzeug – sie ist immer auf Abruf bereit. Alles, was Sie dazu brauchen, sind ein paar Minuten, ein wenig Willenskraft und genügend Eigenliebe, um sich selbst etwas Gutes zu tun.

Zilgrei geht voll und ganz auf das Individuum ein, auf seine körperlichen Fähigkeiten und Grenzen, auf sein Alter und seinen Zustand, denn jeder einzelnen Selbstbehandlung geht ein kurzer, aber wichtiger Test voraus. Dieser gibt Aufschluß darüber, ob eine Zilgrei-Selbstbehandlung angezeigt, und wenn ja, wie sie anzuwenden ist. Im übrigen überschreiten die erforderlichen Stellungen und Bewegungen nie das, was anatomisch und physiologisch natürlich und normal ist. Gerade daraus ergibt sich die Einfachheit und Sanftheit der Methode.

Aber sie ist nicht nur sanft, sondern vor allem schmerzlos, weil sie nach dem Prinzip der Gegenposition bzw. Gegenbewegung arbeitet. Einfach gesagt heißt das, daß wir beispielsweise nicht versuchen, eine Blockierung zu überwinden, sondern sie aufzulösen, daß wir nicht in die schmerzauslösende Bewegungsrichtung arbeiten, sondern genau in die entgegengesetzte.

Im Gegensatz zu vielen anderen Therapien, die oft lange Zeit angewendet werden müssen, bevor Erfolge sichtbar werden, stellt sich die Wirkung bei Zilgrei fast unmittelbar ein, sei es in Form einer Schmerzlinderung oder der gesteigerten Bewegungsfähigkeit. Paradoxerweise macht dieses verblüffende Phänomen Leute oft skeptisch gegenüber der Zilgrei-Methode, anstatt sie von deren Wirksamkeit zu überzeugen. Sie weigern sich einfach zu glauben, daß eine so simple Methode in so kurzer Zeit so viel bewirken kann.

Einer der größten Pluspunke für Zilgrei ist sicherlich die Tatsache, daß die Selbstbehandlungen ungefährlich und ohne schädliche Nebenwirkungen sind. Sogar bei falscher Ausführung besteht kein Anlaß zu Befürchtungen; schlimmstenfalls bleibt die positive Wirkung aus. Zilgrei ist daher geradezu prädestiniert für Leute, die allergisch auf Medikamente reagieren oder auf lebensrettende Medikamente angewiesen sind (z.B. Insulin oder blutdrucksenkende Mittel) und deshalb nicht noch weitere Pharmazeutika gegen ihren Ischias oder ähnliches einnehmen möchten.

Aus den eben erwähnten Gründen ist Zilgrei auch ideal für werdende Mütter, die ja während der Schwangerschaft sehr häufig unter Rückenschmerzen leiden, aber Schmerzmittel vermeiden möchten. Aber nicht nur während der Schwangerschaft, sondern auch während der Geburt hat sich Zilgrei hervorragend bewährt. Frauen, die mit Zilgrei gebären, berichten einhellig über kurze, schmerzarme Geburten und ein allgemein befriedigenderes Geburtserlebnis. Ein Buch zum Thema *Zilgrei für Mutter und Kind* befindet sich bereits in Vorbereitung.

Nicht zuletzt ist Zilgrei kostensparend, denn wenn Sie es einmal gelernt haben, steht es Ihnen, wie bereits erwähnt, jederzeit und überall zur Verfügung. Keine teuren Behandlungen, keine Analysen, keine Medikamente, kein stundenlanges Warten in der Praxis. Zudem erstatten bereits eine ganze Reihe von Krankenkassen ganz oder teilweise die Teilnahmegebühren an Zilgrei-Selbsthilfekursen. Die Deutsche Zilgrei-Gesellschaft e.V. gibt Ihnen diesbezüglich Auskunft.

Reaktionen

Die wohltuende Wirkung der Zilgrei-Methode erstreckt sich nicht nur auf den unmittelbar behandelten Körperteil, sondern auf den gesamten Organismus und seine Organe. Häufig funktionieren einige Organe wieder besser, der Körper wird insgesamt wieder leistungsfähiger und ausgeglichener. Allerdings geschieht dies stufenweise, und es ist absolut normal, daß anfänglich einige sogenannte Übergangsreaktionen auftreten.

Menschen, die nicht an die Bauchatmung mit den Atmungspausen gewöhnt sind, klagen manchmal über leichte Schmerzen im Brustraum. Andere berichten über allgemeine Empfindlichkeit verschiedener Muskelpartien. Das ist nichts anderes als ein leichter Muskelkater, weil Sie Muskeln auf möglicherweise für Sie ungewohnte Weise einsetzen. Nach ein paar Tagen spüren Sie nichts mehr. Andere Begleiterscheinungen können Blähungen, zunehmendes, eventuell stark riechendes Schwitzen, vermehrter Harn- und Stuhldrang, leichtes Schwindelgefühl und in manchen Fällen Anregung der Libido sein. Wenn bei Ihnen eines oder mehrere dieser Symptome auftreten, freuen Sie sich, Zilgrei wirkt, Ihr Organismus ist auf dem besten Weg, sich zu normalisieren.

Andere Reaktionen können hingegen auftreten, wenn Sie die Selbstbehandlung falsch ausführen, zum Beispiel wenn Sie die Zilgrei-Atmung falsch mit den Bewegungen koordinieren oder überhaupt falsch atmen. Dann kann es vorkommen, daß Sie leicht schwindlig werden oder Ihr Herz rascher schlägt. Wenn Sie Zilgrei mit vollem Magen angewendet haben, was Sie auf jeden Fall vermeiden sollten, kann sich leicht ein Druck in der Magengegend oder Übelkeit einstellen. Halten Sie sich also genau an die Vorschriften, dann kann nichts passieren.

Wenn Sie feststellen, daß eine oder mehrere Reaktionen über einen längeren Zeitraum (drei bis vier Tage), nachdem Sie mit der Zilgrei-Behandlung begonnen haben, anhalten, suchen Sie eine in Zilgrei ausgebildete Person auf. Sie wird Ihre Ausführungsweise der Selbstbehandlungen überprüfen, um festzustellen, ob sich dabei Fehler eingeschlichen haben. Wenn Sie dennoch Zweifel haben, gehen Sie zu Ihrem Arzt.

Sollten Sie starke Schmerzen bei der Anwendung einer Selbstbehandlung verspüren, brechen Sie sie ab. Sie ist nicht für Ihren speziellen Fall geeignet; wählen Sie eine andere aus dem Buch, die Ihnen keine Beschwerden bereitet. Vor allem merken Sie sich: Eine Zilgrei-Selbstbehandlung **darf keine Schmerzen verursachen**. Wenn Sie keine der hier aufgeführten Reaktionen verspüren, heißt das keinesfalls, daß die Therapie bei Ihnen nicht anspricht. Höchstwahrscheinlich fehlt Ihrem Körper außer der Beschwerde, für die Sie Zilgrei anwenden möchten, nichts. Es kann auch sein, daß die Reaktionen dermaßen leicht sind, daß Sie sie nicht bemerken.

Kontraindikationen

Zilgrei ist nur in sehr wenigen Fällen kontraindiziert, vor allem weil die Selbstbehandlungen durchweg auf ganz natürlichen, anatomisch und physiologisch normalen Prinzipien aufgebaut sind. Als Faustregel gilt, daß Zilgrei nicht von Personen angewendet werden soll, die dermaßen gebrechlich sind, daß eine normale Körperbewegung gefährlich wäre. Wenn Sie diesbezügliche Zweifel haben, konsultieren Sie am besten Ihren Arzt und zeigen Sie ihm dieses Buch.

Die Zilgrei-Grundkonzepte

Nun sind wir soweit, daß wir in den praktischen Teil der Therapie einsteigen können. Dazu ist es aber notwendig, daß wir Ihnen vorab einige Grundkonzepte erläutern, die den Selbstbehandlungen in diesem Buch zugrunde liegen. Die folgenden Erklärungen sind für das Verständnis und das Erlernen der Selbstbehandlungen ausschlaggebend; deshalb sollten Sie ihnen Ihre volle Aufmerksamkeit schenken. Zwar haben wir versucht, diese Grundkonzepte so darzustellen, wie sie tatsächlich sind: klar und einfach, doch haben Worte oft die unangenehme Eigenschaft, die einfachsten Dinge kompliziert erscheinen zu lassen. Wir schlagen deshalb vor, daß Sie beim Lesen die Bewegungen und Positionen und die beschriebenen Situationen nachvollziehen. Das wird Ihre Zweifel an der Einfachheit von Zilgrei ausräumen.

Als erstes müssen Sie lernen, sich gezielt zu bewegen. Dazu verhilft Ihnen das folgende Kapitel über die Basisbewegungsebenen des Körpers. Das darauffolgende Kapitel über Selbstwahrnehmung und Körperbewußtsein soll Ihr Empfindungsvermögen schulen, damit Sie auch kleinste Unterschiede wahrzunehmen lernen. Schließlich sprechen wir über Atmung, vor allem über Zilgrei-Atmung, ohne die absolut nichts geht. Natürlich würden Sie am liebsten gleich zu dem Teil des Buches übergehen, der die Selbstbehandlungen enthält. Aber Sie tun sich damit keinen Gefallen und der Methode unrecht, denn ohne das tiefere Verständnis der Zusammenhänge werden Sie nicht in der Lage sein, die Selbstbehandlungen *korrekt* anzuwenden. Also haben Sie noch etwas Geduld und lesen Sie die nächsten Seiten aufmerksam durch. Ihre Rückenschmerzen bestehen sicher auch schon seit Jahren, da können Sie ruhig noch eine halbe Stunde zugeben. Woher wir das wissen? Sehr einfach, die Tausende von Patienten, die in den letzten zehn Jahren in Dr. Greissings Praxis um Hilfe nachsuchten, begannen ihre Leidensgeschichte meist mit: »Herr Doktor, glauben Sie mir, ich habe schon alles versucht ...«

Die Basisbewegungsebenen des Körpers

Der menschliche Körper ist nicht nur eines der wunderbarsten und komplexesten Gebilde, er besitzt auch eine höchst verblüffende Beweglichkeit.

Das haben wir den vielen Gelenken zu verdanken, die Bewegung in den verschiedensten Richtungen und auf verschiedenen Ebenen erlauben.

Für die Zilgrei-Selbstuntersuchungen und -behandlungen werden nur die drei Basisbewegungsebenen verwendet, die Sie in den folgenden Zeichnungen erklärt sehen.

Mit anderen Worten, der jeweils zu behandelnde Körperteil wird nur auf einer der drei Basisbewegungsebenen bewegt oder positioniert.

Das ist einer der zahlreichen Gründe, warum Zilgrei einfach, leicht erlern- und anwendbar ist.

Die Sagittalebene des Körpers

Die mediale Sagittalebene trennt den Körper gewissermaßen in eine linke und eine rechte Hälfte (siehe Seite 40, Abb. a).

Die Bewegungen auf der Sagittalebene bezeichnen wir als Beugen (nach vorn) und Strecken (nach hinten) bei Kopf und Rumpf, Senken und Heben der Gliedmaßen und Kippen des Beckens, des Kreuzbeins, der Hüftknochen und der Wirbel. Abbildung a1 zeigt die Bewegung des Kopfes auf der Sagittalebene, die einem bejahenden Nicken gleichkommt.

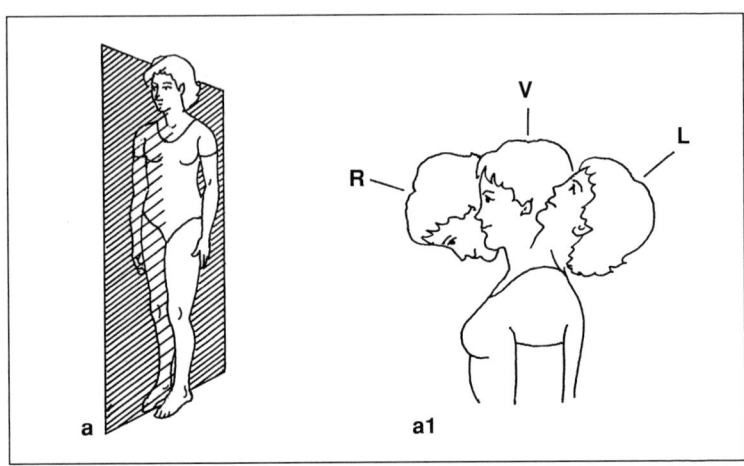

Die Horizontalebene des Körpers

Die mediale Horizontalebene trennt den Körper in die untere und obere Hälfte (Abb. b).
Die Bewegung auf der Horizontalebene bezeichnen wir als Drehen oder Rotation. Sie sieht als Kopfbewegung so aus, als würden Sie etwas verneinen (Abb. b1).

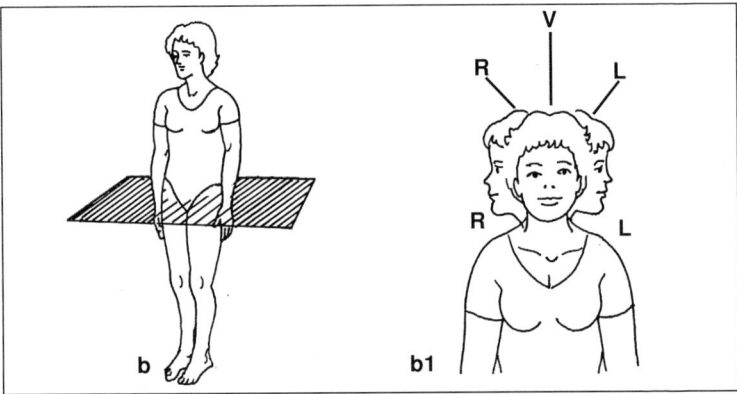

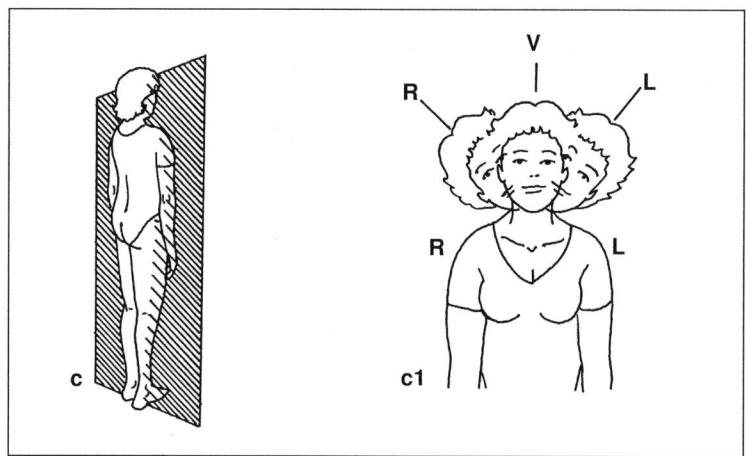

Die Frontalebene des Körpers

Die mediale Frontalebene trennt den Körper (Seitenansicht) in eine vordere und hintere Hälfte. Die Bewegung auf der Frontalebene nennen wir Neigen. Sie sieht als Kopfbewegung so aus, als würden Sie andeuten wollen, daß Sie einer Sache nicht ganz sicher sind oder sie bezweifeln (Abb. c1).

Bevor Sie die Zilgrei-Selbstbehandlungen anwenden, müssen Sie lernen, Kopf, Rumpf und Gliedmaßen richtig auf jeder dieser Ebenen zu bewegen. Häufig liegt die ausbleibende positive Wirkung der Zilgrei-Selbstbehandlung daran, daß man nicht die richtige Bewegungsebene des Körpers benutzt oder die Bewegung auf dieser Ebene »unsauber« ist, das heißt, es werden eine oder beide der anderen Bewegungsebenen miteinbezogen. Erfordert also eine Selbstbehandlung die Bewegung oder Stellung auf einer dieser drei Basisbewegungsebenen — Sagittal-, Horizontal- oder Frontalebene –, darf diese Bewegung nur auf der erforderlichen Ebene stattfinden und nicht auch gleichzeitig auf einer anderen. Die beiden wichtigsten Gründe dafür sind zum einen, daß man vermeiden will, jene Muskeln zu beanspruchen oder anzuspannen, die man ja eigentlich durch die Selbstbehandlung normalisieren und entspannen will, und zum zweiten, daß man jene Muskeln aus dem Spiel läßt, die bei einer bestimmten Selbstbehandlung nicht zum Einsatz gelangen sollen.

Schreibt eine Selbstbehandlung zum Beispiel ein Beugen und Strecken des Körpers nach vorn und hinten auf der Sagittalebene vor (Selbstbehandlung BLAUKEHLCHEN, Seite 115), muß man sorgfältig darauf achten, daß man der Bewegung nicht unbemerkt eine kleine Drehung auf der Horizontalebene beifügt oder eine leichte Neigung auf der Frontalebene.

Das Bewegen auf den drei Basisbewegungsebenen ist recht einfach, mit ein wenig Übung beherrschen Sie es bald. Am besten lernen Sie es zu zweit: einer beobachtet und korrigiert, während der andere die verschiedenen Bewegungen ausführt.

Selbstwahrnehmung und Körperbewußtsein

Auf die Frage, welchen Unterschied jemand bei der Kopfdrehung nach links und rechts spürt, erhalten wir sehr oft die Antwort: »Keinen.« Manchmal mag es ja stimmen, daß tatsächlich kein Unterschied besteht; doch die meisten Leute sind unfähig, eine Differenz zu spüren, auch wenn sie durchaus vorhanden ist. Und dies deshalb, weil ihre Fähigkeit zur Selbstwahrnehmung eingeschränkt ist. »Wahrnehmen« heißt, mit Geist und Sinnen, also mit Augen, Ohren und den anderen Sinnesorganen, etwas aufnehmen. Sich in Selbstwahrnehmung zu üben, heißt auch, die eigene Sinnesfähigkeit zu entwickeln.

Damit Sie bei dem Zilgrei-Test, der jeder Selbstbehandlung vorausgeht, zu klaren Antworten gelangen und entsprechend dem Testergebnis die Selbstbehandlung korrekt ausführen können, empfehlen wir Ihnen, die Bewegungen und Positionen der Abbildungen in diesem Kapitel einmal nachzuvollziehen. Das wird zur Entwicklung Ihrer Fähigkeit der Selbstwahrnehmung und Ihres Körperbewußtseins beitragen. Letzteres definieren wir als präzise Wahrnehmung der Stellung des Körpers und der Körperteile, wie Kopf, Arme, Beine usw., mit geschlossenen Augen oder im Dun-

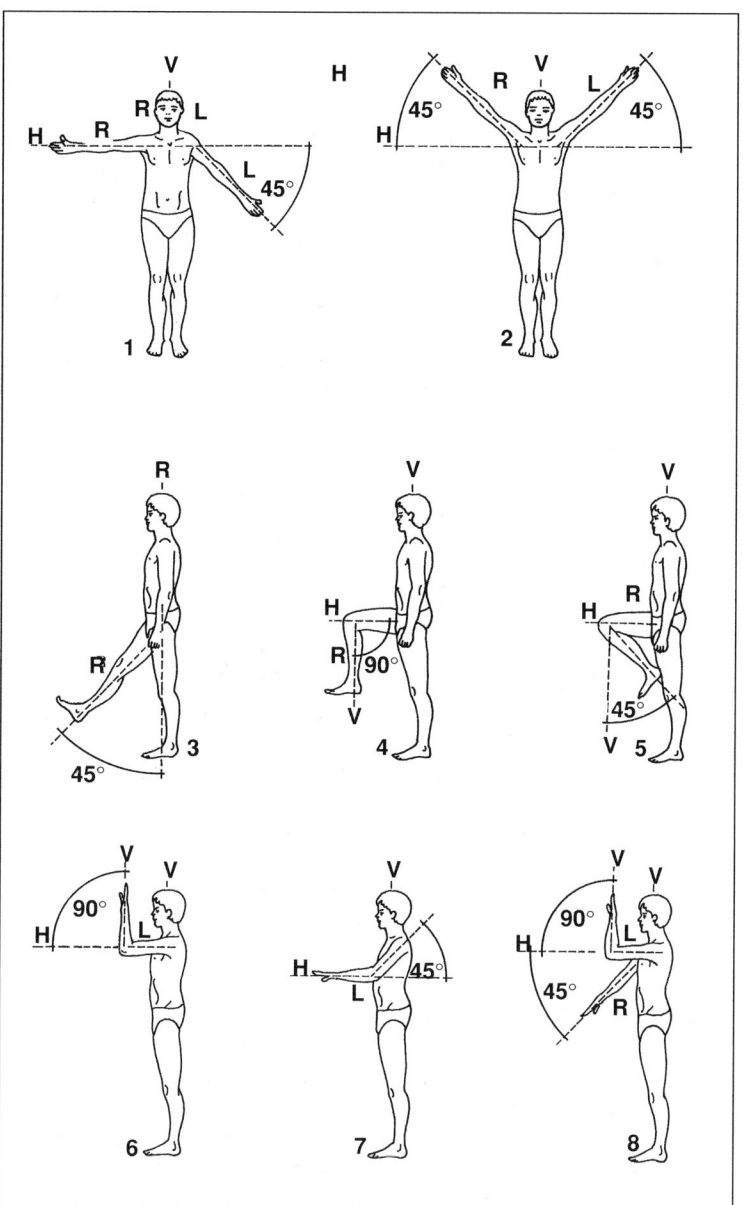

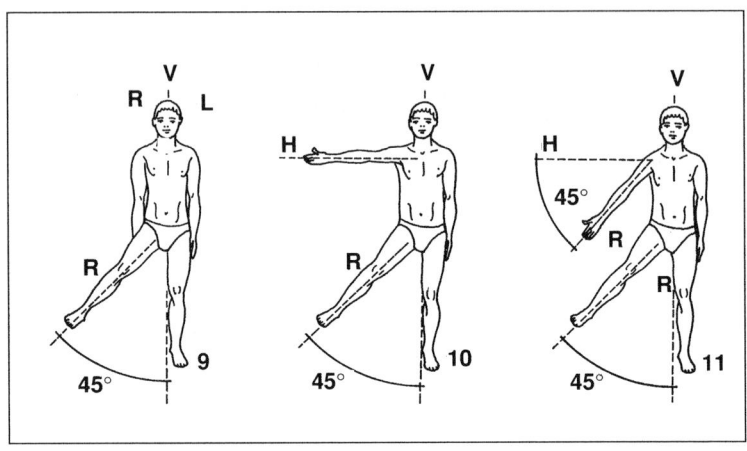

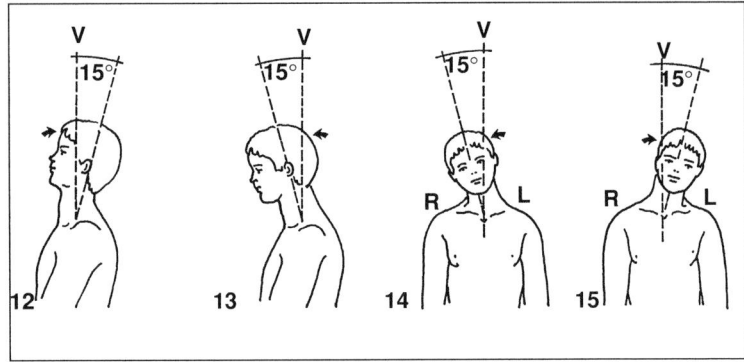

keln. Jeder kann ohne weiteres die Stellung seiner Gliedmaßen feststellen, wenn er sie sieht, aber bei ausgeprägtem Körperbewußtsein kennt man die Stellung der Körperteile auch dann, wenn man sie nicht sieht. Zudem sind diese Übungen ein gutes Training für die präzise Bewegung auf den Basisbewegungsebenen.

Nehmen Sie die dargestellten Positionen mit geschlossenen Augen ein. Um Ihre Selbstwahrnehmung zu schärfen, sollten Sie dabei Ihre Empfindungen benennen können. Vergleichen Sie, was Sie fühlen, wenn Sie einen Körperteil erst in die eine und dann in die andere Richtung bewegen. Spüren Sie das gleiche, oder ist die Bewegung in eine Richtung etwas mühsamer als die in die andere?

Um Ihr Körperbewußtsein zu verbessern, bringen Sie den entsprechenden Körperteil bei geschlossenen Augen in den gewählten Winkel.
Dann schauen Sie, ob die Stellung diesem Winkel wirklich entspricht. Machen Sie ein Spiel daraus und testen Sie, wieviel Körperbewußtsein Ihre Familienmitglieder oder Ihre Freunde haben.
Ein gutes Körperbewußtsein verhilft auch zu besserer Körperhaltung und zu entsprechend weniger Rückenschmerzen.

Üben Sie, indem Sie die abgebildeten Stellungen sowie die dazugehörenden Gegenpositionen einnehmen, das heißt, wenn nur der linke Arm oder das linke Bein gezeigt sind, wiederholen Sie die gleiche Stellung mit dem rechten Arm und dem rechten Bein.

Die Atmung

Das Thema »Atmung« haben wir etwas ausführlicher in unserem Buch, *Neue Hoffnung: Zilgrei* behandelt. Hier wollen wir nur einige der wichtigsten Aspekte der Atmung erörtern, damit Sie verstehen, warum die Atmung als integrierter Bestandteil der Zilgrei-Selbstbehandlung so bedeutend ist.

Natürlich ist Atmung nicht nur bei der Ausübung der Zilgrei-Methode wichtig, sondern sie ist der lebenswichtigste Vorgang überhaupt. Überlegen Sie einmal, wie lange Sie durchhalten können, ohne zu trinken, und dann, ohne zu atmen. Letzteres doch nur minutenlang, während wir wochenlang ohne Nahrung auskommen und tagelang ohne zu trinken. Wir leben in der ständigen Begleitung des Atems, tun aber eigentlich recht wenig oder meist gar nichts, um daraus die größtmöglichen Vorteile für unsere Gesundheit zu ziehen.

Das Wunder des Atmens hat Goethe in folgende Worte gefaßt:

»Im Atemholen sind zweierlei Gnaden:
Die Luft einziehn, sich ihrer entladen.
Jenes bedrängt, dieses erfrischt.
So wunderlich ist das Leben gemischt.
Du danke Gott, wenn er dich preßt,
und danke ihm, wenn er dich wieder entläßt.«

Durch die Atmung verschafft sich der Organismus einerseits den lebenswichtigen Sauerstoff und scheidet andererseits Abfallstoffe wie das Kohlendioxid aus. Dieser ständige Gasaustausch findet in den Lungen statt, während sich der Körper des Blutes als Transportmittel bedient, das die Zellen mit frischem Sauerstoff versorgt und die Abfallstoffe abtransportiert.

Die ständige Luftbewegung bei der Ein- und Ausatmung entsteht durch den Wechsel von Erweiterung und Verengung des Brustkorbs, wobei die Weite des Brustraums durch die Stellung der Rippen und durch die Höhe des Zwerchfells bestimmt wird. Während der Einatmung nimmt das Volumen im Brustkorb zu, so daß sich die Lungen dehnen, um möglichst viel Luft aufnehmen zu können. Umgekehrt verengt sich der Brustraum während der Ausatmung, die Lungenflügel werden zusammengedrückt und gezwungen, die verbrauchte Luft wieder abzugeben. Die Atembewegungen des Brustkorbs erfolgen durch das Zusammenspiel verschiedener Muskeln, insbesondere der Zwischenrippenmuskeln und des Zwerchfells. Beim Einatmen werden die Rippen angehoben, gleichzeitig senkt sich die Zwerchfellkuppe durch Konktraktion des Zwerchfells. Ganz besondere Bedeutung kommt dem Zwerchfell zu, denn je weiter es in der Lage ist, nach unten zu sinken, desto mehr weiten sich die Lungen.

Während des Ausatmens geschieht genau das Umgekehrte: Die Zwischenrippenmuskeln entspannen sich, die Rippen senken sich, das Zwerchfell erschlafft, so daß die Zwerchfellkuppe nach oben steigt, und dank ihrer Elastizität nehmen die Brustkorbwände wieder ihre Ausgangsstellung ein.

Eine gute Atmung, das heißt eine Atmung, die für den optimalen Gasaustausch sorgt, erreicht man nur dann, wenn die Weite des Brustraums ausreichend ist.

Viele Faktoren, darunter Streß, Nervosität, unnatürliche und schlechte Körperhaltung am Arbeitsplatz und zu Hause, zuwenig Bewegung, tragen dazu bei, unsere Atmung zu beeinträchtigen. Bei schlechter Atmung leidet unser gesamter Organismus. Denken Sie daran, jedes Organ steht mit jedem anderen direkt oder indirekt in Verbindung, denn wir sind eine Einheit. Wenn also ein Teil schlecht funktioniert, macht sich das im ganzen Körper bemerkbar.

Als erstes müßten wir also, um gesund zu werden und zu bleiben, richtig atmen lernen. Auch dazu soll Ihnen dieses Buch verhelfen, denn ohne richtiges Atmen ist Zilgrei nicht denkbar.

Man kann auf unterschiedliche Weise atmen, je nachdem, in welchem körperlichen und geistigen Zustand man sich befindet, oder welche Tätigkeit man gerade ausübt. Die Atmung ist natürlich bei einem Dauerlauf ganz anders, als wenn man am Schreibtisch sitzt. Man kann oberflächlich atmen, wie zum Beispiel beim Hecheln, oder tief; man kann langsam und fließend atmen oder ruckartig; man kann mit der Brust oder dem Bauch, richtig oder falsch atmen. Falsch atmen bedeutet für uns, im normalen Tagesablauf unphysiologisch zu atmen; korrektes Atmen hingegen bedeutet die optimale Koordinierung der atmungsbedingten Bewegungsabläufe im Körper. Um es einfach auszudrücken, die korrekte Atmung sollte folgendermaßen aussehen:

EINATMEN – Bauch raus – Brustkorb hebt sich – Zwerchfell senkt sich.
AUSATMEN – Bauch rein – Brustkorb senkt sich – Zwerchfell hebt sich.

Die folgenden Abbildungen zeigen in schematischer Darstellung die veränderte Lage des Zwerchfells während der Ein- und Ausatmung. Wie Sie sehen, ist das Zwerchfell eine dünne Muskelplatte, die Brust- und Bauchraum voneinander trennt.

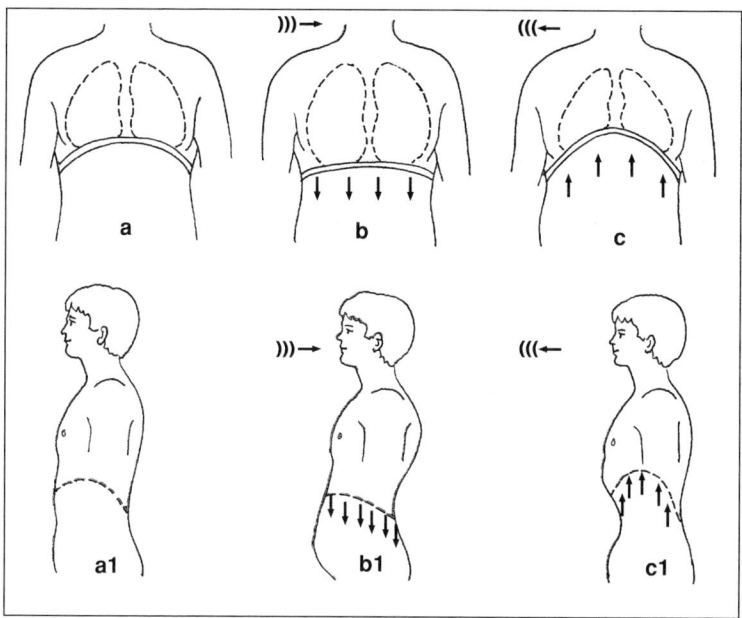

Die Abbildungen a und a1 auf Seite 49 zeigen die theoretisch normale Lage des Zwerchfells. Während der Einatmung sinkt es nach unten (Abb. b und b1), die Bauchdecke wölbt sich nach außen, die Lunge füllt sich mit Luft. Beim Ausatmen steigt das Zwerchfell wieder nach oben (Abb. c und c1), der Bauch wird eingezogen, die Lunge entleert sich.
Mit jedem Atemzug verändert sich auch die Lage des Brustkorbs.

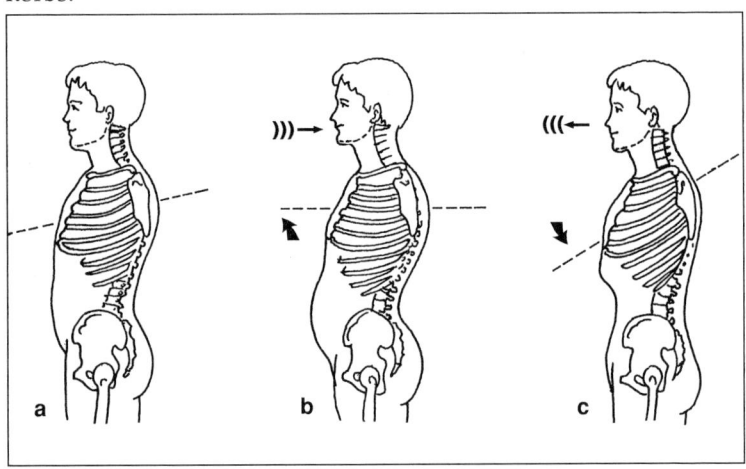

Abbildung a zeigt die theoretisch neutrale Stellung der Rippen. Abbildung b verdeutlicht die veränderte Lage bei der Einatmung, das heißt, der Brustkorb hebt sich. Beim Ausatmen hingegen muß sich das Volumen im Brustraum verringern, damit die Luft aus der Lunge fließen kann, und entsprechend senkt sich der Brustkorb (Abb. c).

Die Wirkung der Atmungsdynamik auf die Wirbelsäule

Nachdem der Mensch, wie wir zu Beginn des Buches erläutert haben, eine unteilbare Einheit darstellt, ist es ganz und gar unmöglich, daß etwas in einem Körperteil vor sich geht, ohne daß dabei der gesamte Organismus miteinbezogen ist. So verhält es sich insbesondere bei der Atmung. Nicht nur die Lunge, sondern der ganze Mensch atmet. Konzentrieren wir unsere Aufmerksamkeit nun auf die Wirbelsäule und betrachten wir, wie diese von der Atmung beeinflußt wird. Wir wissen, daß die Wirbelsäule dank der einzelnen, durch Gelenke miteinander verbundenen Wirbel beweglich ist. Es ist also einleuchtend, daß wenn sich die Rippen, die ja mit der Brustwirbelsäule ebenfalls durch Gelenke verbunden sind, mit jedem Atemzug heben und senken, gleichzeitig eine unablässige, atmungsbedingte Bewegung in der Wirbelsäule stattfinden muß.

Mit jedem Atemzug macht die Wirbelsäule also eine ziehharmonikaähnliche Bewegung und verändert dabei leicht ihre physiologisch normalen Kurven. Das Ausmaß und die Art der Kurvenveränderung ist stark abhängig davon, wie man atmet, ob mit Bauch oder Brust, ob durch Nase oder Mund, ob sanft und fließend oder forciert, ob viel oder wenig Luft aufnehmend, ob mit guter, aufrechter Körperhaltung oder mit schlechter, zusammengesackter, ob man krank oder gesund ist, ob man schlank oder schwergewichtig ist – die Liste der Qualifizierungen ließe sich fortsetzen. Die Geister streiten sich über das, was eigentlich passiert.

Unsere Erfahrungen und Beobachtungen deuten darauf hin, daß bei korrekter, nicht forcierter Atmung in aufrechter und entspannter Haltung die physiologisch normalen Kurven beim Einatmen leicht zunehmen und sich beim Ausatmen leicht strecken. Die Berücksichtigung dieses Ablaufs hat die Entwicklung der Zilgrei-Methode maßgeblich geprägt und ist in der Tat einer ihrer Grundpfeiler. Die Art, wie wir die Atmung mit Körperbewegung und -stellung koordinieren, und die erstaunliche Wirkung, die wir dadurch erzielen, scheinen der beste Beweis für unsere These zu sein.

Wohlgemerkt, diese Bewegungen sind so gering, daß wir nur von Mikrobewegungen sprechen können. Aber ausschlaggebend ist, daß sie überhaupt stattfinden, nicht nur, weil sie für die Beweglichkeit unserer Wirbelsäule und der mit ihr verbundenen Gelenke sorgen, sondern auch, weil man diesen Vorgang bewußt und gezielt potenzieren kann, um eine Heilwirkung zu erzielen. Das ist genau das, was wir mit den Zilgrei-Selbstbehandlungen, die wir in diesem Buch vorstellen, erreichen wollen. Sie beruhen allesamt auf dem Prinzip der Koordinierung der sogenannten Zilgrei-Atmung mit den dazu passenden Körperbewegungen und -stellungen.

Die folgenden, stark übertriebenen Zeichnungen zeigen, was unseres Erachtens bei der Atmung, wie wir es vorher beschrieben haben, geschieht. Abbildung a zeigt die theoretisch neutrale Stellung der Wirbelsäule. In Abbildung b sehen wir sie bei der Einatmung; der Kopf kippt ganz leicht nach hinten, das Becken in entgegengesetzter Richtung nach vorn, die ganze Wirbelsäule erscheint kürzer. In Abbildung c wirkt die Wirbelsäule länger, der Kopf ist nun leicht nach vorn gekippt und das Becken nach hinten.

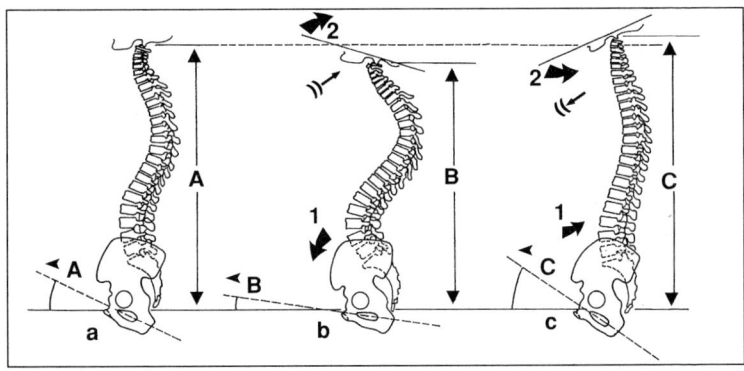

Die Zilgrei-Atmung

Die Zilgrei-Atmung bedient sich der korrekten Atmung, wie wir sie im vorhergehenden Kapitel beschrieben haben, das heißt der sogenannten Bauchatmung. Sie unterscheidet sich aber von der reinen Bauchatmung durch das bewußte Hinzufügen einer fünf Sekunden dauernden Atempause nach jedem Ein- und Ausatmen.

Das klingt komplizierter als es ist, mit ein wenig Übung und Konzentration haben Sie das rasch gelernt. Allerdings dürfen Sie die Bedeutung der korrekten Ausführung dieser Atmung nicht unterschätzen, denn ohne sie sind die Zilgrei-Selbstbehandlungen nicht denkbar.

Ein sogenannter Atmungszyklus bei der normalen wie bei der Zilgrei-Atmung besteht immer aus zwei Phasen: Phase 1: Einatmung, Phase 2: Ausatmung. Diese zwei Phasen werden in der Zilgrei-Atmung in insgesamt vier Stufen unterteilt:

1. Einatmung
2. Fünf-Sekunden-Pause mit angehaltener Luft
3. Ausatmung
4. Fünf-Sekunden-Pause mit entleerter Lunge

Sehen Sie hierzu die Abbildungen.

Die Fünf-Sekunden-Pause unmittelbar nach dem Ein- und Ausatmen hat verschiedene Funktionen, zum Beispiel verlängert sie die Ein- und Ausatmungsphase und verhindert so Schwindelgefühl, das manchmal bei anhaltender Tiefatmung auftreten kann. Außerdem fördert sie die entspannende Wirkung der Selbstbehandlungen.

Ausführung der Zilgrei-Atmung

Am besten legen Sie sich auf eine einigermaßen harte Liege oder auf den Teppichboden, möglichst ohne Kopfkissen (wenn Sie dadurch keine Schmerzen bekommen). Legen Sie die Arme locker neben den Körper, die Beine sind entspannt und leicht gespreizt. Atmen Sie wie gewohnt. Schließen Sie die Augen, und beobachten Sie ihre Atmung. Wenn Sie spüren, daß sie regelmäßig und entspannt ist, atmen Sie bewußt und vollständig, ohne zu forcieren, durch die halbgeöffneten Lippen aus.

Atmen Sie nun langsam durch die Nase ein, blähen Sie dabei den Bauch auf, und versuchen Sie, die Luft in den unteren Lungenbereich zu ziehen (Abb. a).

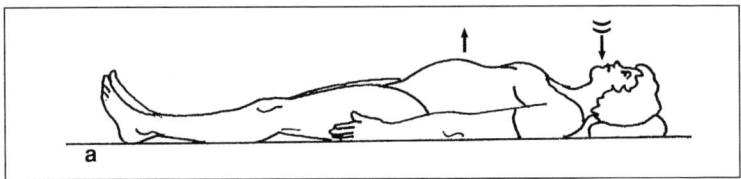

Atmen Sie weiter ein (ohne zu forcieren), lassen Sie die Luft nun auch den oberen Lungenbereich füllen, und halten Sie sie jetzt an, während Sie im Geist zählen: eine Sekunde, zwei Sekunden, drei Sekunden, vier Sekunden, fünf Sekunden (Abb. b).

Atmen sie nun langsam durch die halbgeöffneten Lippen aus, ziehen Sie dabei sanft den Bauch ein und spüren Sie, wie die Luft soweit wie möglich (ohne zu forcieren!) ausströmt (Abb. c), dann verharren Sie mit entleerter Lunge und eingezogenem Bauch und zählen: eine Sekunde, zwei Sekunden, drei Sekunden, vier Sekunden, fünf Sekunden (Abb. d).

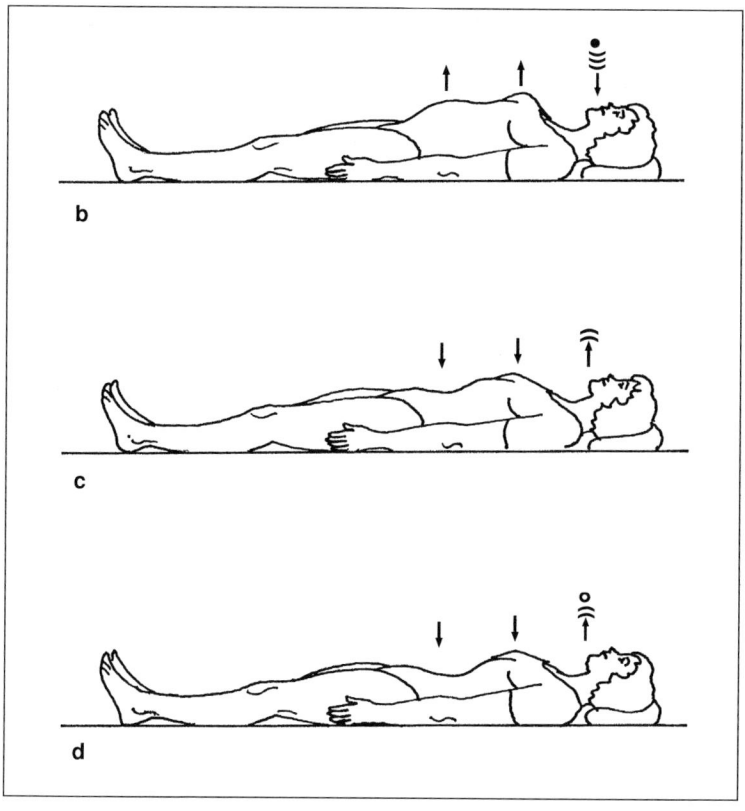

Dieser gesamte Vorgang (Abb. a, b, c, d) ist ein kompletter Zilgrei-Atmungszyklus. Diesen Begriff werden Sie in allen Selbstbehandlungen in diesem Buch antreffen, deshalb ist es wichtig, daß Sie genau wissen, was damit gemeint ist. Üben Sie die Zilgrei-Atmung im Liegen, bis Sie das Gefühl haben, daß Sie sie mühelos beherrschen. Dann üben Sie sie im Stehen und im Sitzen. Sie werden feststellen, daß das nicht genau dasselbe ist und Sie sich dabei noch etwas mehr konzentrieren müssen. Achten Sie darauf, daß Sie im Stehen und Sitzen zwar aufrecht, aber entspannt sind, da sonst die Bauchbewegungen nicht richtig zustande kommen. Prägen Sie sich folgendes ein: Einatmen – Bauch raus – 5-Sekunden-Pause / Ausatmen – Bauch rein – 5-Sekunden-Pause.

Hilfen zum Erlernen der Zilgrei-Atmung

Wenn Sie anfänglich Schwierigkeiten haben, die Bewegungen von Bauch und Zwerchfell mit den Phasen der Zilgrei-Atmung zu koordinieren, versuchen Sie es mit folgenden Übungen:

Gewöhnen Sie sich an die Aus- und Einwärtsbewegungen des Bauches; strecken Sie ihn heraus, und ziehen Sie ihn wieder ein. Wiederholen Sie das einige Male, ohne an die Atmung zu denken, und tun Sie das so lange, bis Sie es automatisch, ohne bewußte Anstrengung beherrschen. Erst wenn Ihnen diese Bewegungen vollkommen vertraut sind und Sie sie schnell und langsam ausführen können, gehen Sie dazu über, sie mit den Phasen und Stufen der Zilgrei-Atmung zu koordinieren. Meist fällt es leichter, wenn man mit dem Ausatmen beginnt und dabei die Lunge erst einmal richtig entleert.

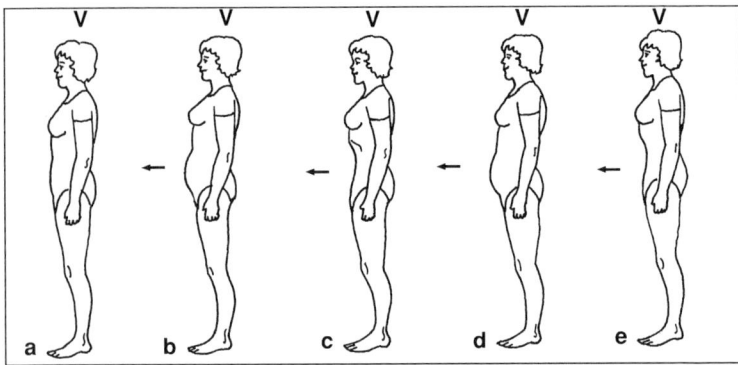

Manchmal hilft es, die Hand zu Hilfe zu nehmen, indem man beim Ausatmen den Bauch hineindrückt und beim Einatmen den Druck nachläßt.

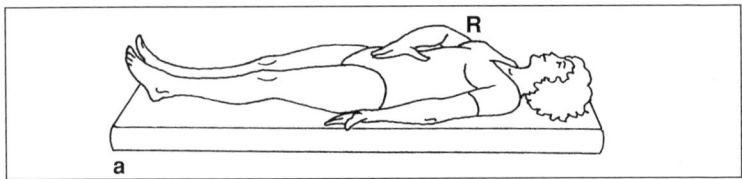

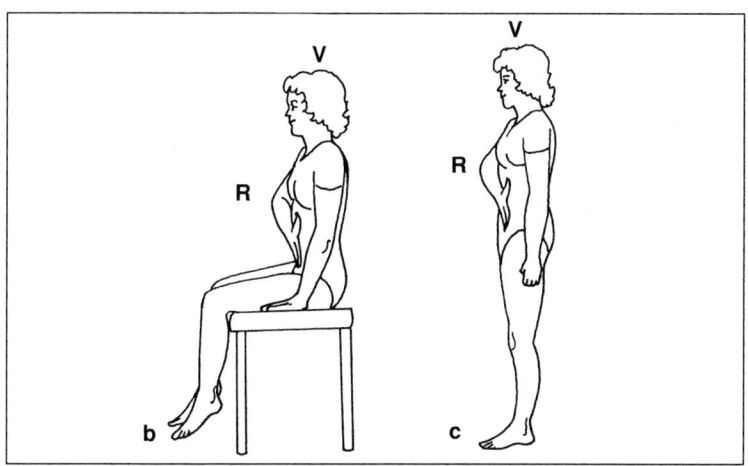

Wenn Sie die Zilgrei-Atmung in Rückenlage lernen, legen Sie ein Buch auf den Bauch und ein Kissen unter den Nacken, damit Sie sehen können, wie Sie atmen. Wenn sich das Buch beim Einatmen

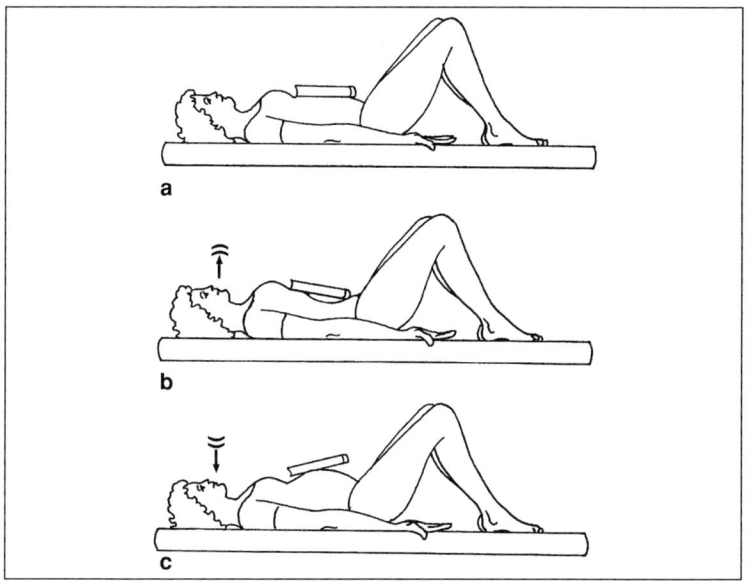

hebt und beim Ausatmen senkt, machen Sie alles richtig! Wenn es umgekehrt ist, das Buch sich also beim Einatmen senkt und beim Ausatmen hebt, atmen Sie mit der Brust anstatt dem Bauch – und das ist falsch!

Gelingt es Ihnen nicht, den Atem gleich von Anfang an fünf Sekunden lang anzuhalten, dann beginnen Sie einfach mit einer kürzeren Zeitspanne und bauen sie langsam bis zu fünf Sekunden auf. Bitte beachten Sie, daß die Zilgrei-Selbstbehandlungen keinesfalls wirkungsvoller sind, wenn man die Atempause über fünf Sekunden hinaus ausdehnt. Im Gegenteil, die Wirkung könnte dadurch sogar beeinträchtigt werden.

Fehler bei der Zilgrei-Atmung

Unsere langjährige Erfahrung mit der Zilgrei-Methode hat gezeigt, daß erstaunlich viele Menschen Mühe mit der Bauchatmung haben und sich deshalb auch Fehler bei der Zilgrei-Atmung einschleichen. Wir haben hier einige der häufigsten aufgeführt, damit Sie sie von Anfang an vermeiden können, denn sie können die Wirkung der Zilgrei-Selbstbehandlungen stark beeinträchtigen.

Zweck der Zilgrei-Atmung ist es nicht, soviel Luft wie möglich einzuatmen, sondern die Lungenkapazität voll zu nutzen. Das sind zwei sehr unterschiedliche Dinge. Sie können einen sehr tiefen Atemzug tun und trotzdem nicht alle Teile der Lunge erreichen. Die richtige Koordination der Zwerchfellbewegungen mit den Bewegungen der Rippen sorgt dafür, daß die natürliche Kapazität der Lungen vollständig genutzt wird. Atmen Sie deshalb nur so viel Luft ein, wie Sie bequem und mühelos halten können, ohne sich zu verkrampfen.

Weitere häufige Atmungsfehler haben wir auf der gegenüberliegenden Seite abgebildet.

Bewegen Sie sich während des Ein- und Ausatmens nicht vor und zurück. Bei der richtigen, entspannten Zilgrei-Atmung braucht Ihr Körper nicht mitzuhelfen. Bleiben Sie beim Atmen im Sitzen, Stehen oder Knien aufrecht und entspannt, denn nur so können Wirbelsäule und Gelenke am meisten von den Mikrobewegungen profitieren, die durch die Zilgrei-Atmung gesteigert werden.

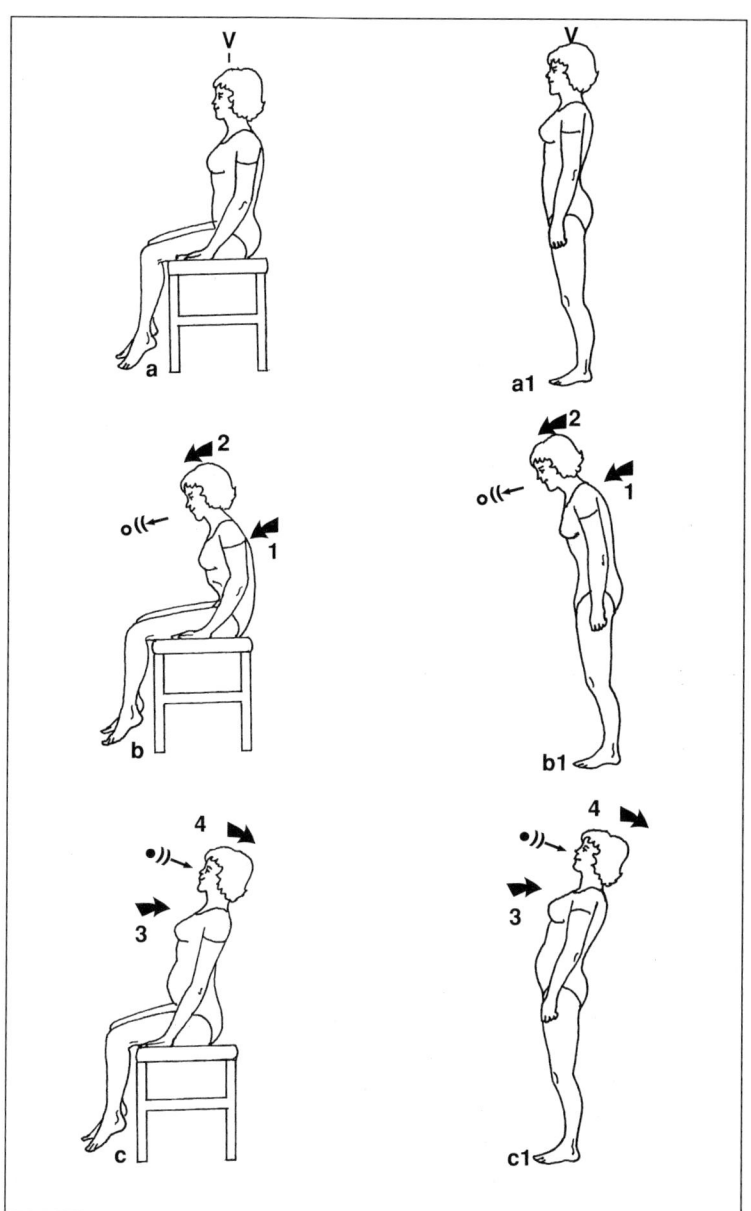

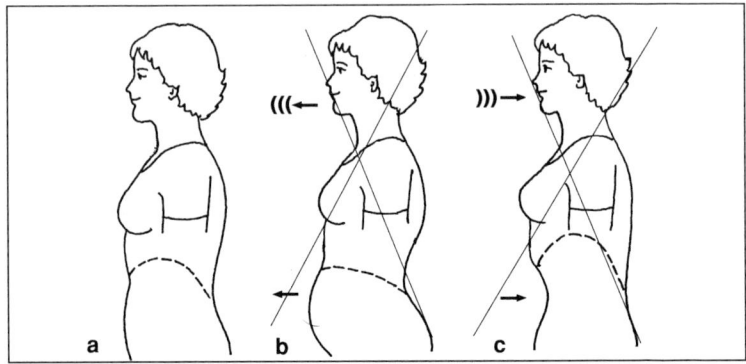

Achten Sie darauf, daß Sie beim Einatmen nicht den Brustkorb aufblähen und den Bauch einziehen oder, umgekehrt, den Bauch beim Ausatmen herausstrecken. Das behindert die normale Zwerchfelltätigkeit während der Atmung, stört den vollständigen Luftaustausch in der Lunge und die atmungsbedingten Mikrobewegungen im ganzen Körper.

Hilfreiche Ratschläge

Übertreiben Sie nicht! Führen Sie bei den Selbstbehandlungen nicht mehr als fünf Atmungszyklen durch, und machen Sie die Atempausen nicht länger als fünf Sekunden. Ihre Kopfschmerzen verschwinden auch nicht schneller, wenn Sie zehn Aspirin auf einmal schlucken, aber es könnte sein, daß Ihnen davon ziemlich übel wird. Das gleiche gilt für Zilgrei: Mehr als die üblichen fünf Atmungszyklen bringen keine raschere Wirkung.

Lassen Sie sich während der Zilgrei-Atmung nicht ablenken. Sie verlieren nur die Konzentration und machen Fehler; meist leidet die Koordination darunter, oder man vergißt die Atempausen. Atmen Sie nicht zu rasch! Der Atem soll sanft fließen.

Achten Sie stets darauf, daß Sie die entspannte, aufrechte Haltung während der gesamten fünf Atmungszyklen beibehalten.

Wie kann Ihre Wirbelsäule von den atmungsbedingten Mikrobewegungen profitieren, wenn Sie zusammensacken oder die Schultern hängen lassen?

Zeichenerklärung der Atemsymbole, die in den
Abbildungen verwendet werden

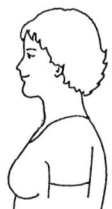

(←   Ausatmen
((←   Weiter ausatmen
(((←   Ganz ausatmen
o((←   Ganz ausatmen und 5 Sekunden Pause

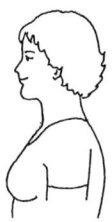

)→   Einatmen
))→   Weiter einatmen
)))→   Ganz einatmen
•))→   Ganz einatmen und die Luft 5 Sekunden anhalten

Wie wähle ich die für mich passenden Zilgrei-Selbstbehandlungen?

Nun sind wir bei der praktischen Anwendung der Zilgrei-Methode angelangt. Aber aufgepaßt, wenn Sie die Einleitung zu diesem Buch nicht gelesen haben, vor allem, *wenn Sie die korrekte Ausführung der Zilgrei-Atmung noch nicht gelernt haben,* halten Sie ein. Es wäre zwecklos zu versuchen, die Zilgrei-Selbstbehandlungen auszuführen, ohne die dafür notwendigen Voraussetzungen geschaffen zu haben, denn die gewünschte Wirkung würde ausbleiben.

Wenn Sie hingegen sicher sind, daß Sie die Zilgrei-Atmung gut beherrschen, können Sie die für Sie passenden Selbstbehandlungen wählen, indem Sie die nachstehenden Hinweise befolgen.

- Die ersten beiden Selbstbehandlungen im praktischen Teil, SCHWAN und EISVOGEL, sind die sogenannten Basis-Selbstbehandlungen, *die immer vor der Anwendung anderer Selbstbehandlungen* ausgeführt werden müssen. Sie dienen der Entspannung und Mobilisierung der gesamten Wirbelsäule und dem Ausgleich des Tonus der Rückenmuskulatur. Es wäre in der Tat unlogisch, zu versuchen, lokale Beschwerden anzugehen, bevor man die gesamte Wirbelsäule entspannt hat.
  Nur wenn Ihre Schmerzen von der Art sind, daß Sie nicht sitzen können, führen Sie während ein bis zwei Tagen die Selbstbehandlung ADLER aus, die ähnlich wirkt wie die zwei Basis-Selbstbehandlungen und die gleiche Bewegungsebene nutzt.
- Wählen Sie die Selbstbehandlung in der Körperstellung, die Ihr Zustand zuläßt, zum Beispiel wenn Sie schlecht liegen können, wählen Sie eine Selbstbehandlung, die im Stehen oder Sitzen ausgeführt wird, und so fort.

- Gehen Sie immer zuerst die leichteren Beschwerden an und dann erst die schwerwiegenderen. Erstens sind die kleineren Beschwerden schneller in den Griff zu bekommen, und zweitens verringern sich durch ihre Beseitigung meist auch die stärkeren Schmerzen, da sie mit diesen fast immer indirekt verbunden sind.
- Wenden Sie nie mehr als fünf Zilgrei-Selbstbehandlungen in einer Sitzung an, und machen Sie nicht mehr als drei Sitzungen pro Tag. Eine Sitzung nennen wir die kurze Zeitspanne, die für die Durchführung der (höchstens fünf) Selbstbehandlungen benötigt wird.
- Wenn Sie die Selbstbehandlungen gefunden haben, die für Sie am wirksamsten sind, wenden Sie nur noch diese an.
- Wenn Ihre Schmerzen und Beschwerden verschwunden sind, wenden Sie zur Erhaltung Ihres wiedergewonnenen Gesundheitszustandes die für Sie geeigneten Selbstbehandlungen ein- oder zweimal wöchentlich an.
- »Vorbeugen ist besser als heilen!« Machen Sie diese einfache Wahrheit zum Bestandteil Ihrer Lebensauffassung. Wählen Sie die Zilgrei-Selbstbehandlungen, die Ihnen besonders guttun, und führen Sie sie zwei- bis dreimal pro Woche aus.
- Prägen Sie sich vor allem die goldene Regel ein: *Übertreiben Sie nie, und gebrauchen Sie stets Logik und gesunden Menschenverstand.*

Wir haben in diesem Ratgeber bewußt nicht über Skoliose gesprochen, da dieses Thema aufgrund seiner Reichweite ein eigenes Buch erfordert. Jedoch sind hier enthaltene Selbstbehandlungen sehr hilfreich, um die durch die Skoliose verursachten Schmerzen zu lindern. Wenden Sie sich auch in diesem Fall am besten an in der Zilgrei-Methode ausgebildete Personen.

Es gibt viele verschiedene Arten von Zilgrei-Selbstbehandlungen mit jeweils mehreren Varianten; es können bis zu vierzig sein. In diesem Buch stellen wir der Einfachheit halber nur eine Grundform vor. Wenn Sie mit dieser Form gut zurechtkommen und optimale Ergebnisse erzielen, können Sie selbstverständlich damit fortfahren. Wenn sich hingegen die gewünschte Wirkung nicht einstellt, sollten Sie sich an von der Deutschen Zilgrei-Gesellschaft e.V. ausgebildete Zilgrei-Lehrerinnen und -Lehrer bzw. -Therapeutinnen und -Therapeuten wenden.

Wie oft sollte man Zilgrei anwenden?

Die Zilgrei-Selbstbehandlungen werden sowohl als Therapie als auch zum Zweck der Nachsorge und Prophylaxe angewandt.

Therapie

Bei akuten Schmerzen wenden Sie die entsprechenden Selbstbehandlungen dreimal täglich an: einmal morgens nach dem Aufstehen, dann vor dem Mittagessen (nicht nachher – mit vollem Magen läßt sich schlecht atmen!) und dann vor dem Schlafengehen. Wenn die Schmerzen nachlassen, reduzieren Sie auf zweimal täglich, morgens und abends, dann auf einmal täglich, morgens oder abends, bis die Symptome völlig verschwunden sind und Sie sich wieder ganz wohl fühlen.

Nachsorge

Damit Sie Ihr Wohlbefinden beibehalten, führen Sie Ihre »Lieblings-Selbstbehandlungen« ein- oder zweimal wöchentlich durch.

Prophylaxe

Wie gesagt: »Vorbeugen ist besser als heilen« – man kann es nicht oft genug wiederholen. Ein Prophylaxeprogramm hängt zu einem gewissen Grad von Art und Intensität des Privat- und Erwerbslebens einer Person ab. Für Leute mit einer durchschnittlichen Lebensweise, die nicht übermäßigem psychischen und physischen Streß ausgesetzt sind, reichen ein oder zwei Sitzungen pro Woche. Wählen Sie dazu die Selbstbehandlungen aus, die Ihnen am angenehmsten sind.

Allgemeine Empfehlungen zur Zilgrei-Selbstbehandlung

Sie werden schnell feststellen, wie einfach die Zilgrei-Selbstbehandlungen durchzuführen sind. Allerdings, je präziser Sie in der Ausführung sind, desto größer ist die Wirkung. Wir haben hier die wichtigsten Punkte zusammengefaßt, an die Sie vor, während und nach der Anwendung der Selbstbehandlungen denken sollten, damit Sie den größtmöglichen Nutzen daraus ziehen können.

Bevor Sie mit der Selbstbehandlung beginnen

- Lernen Sie, die Zilgrei-Atmung perfekt zu beherrschen.
- Prägen Sie sich gut die in den Abbildungen verwendeten Symbole ein (Seite 61).
- Lesen Sie zuerst die gesamte Anleitung zur Selbstbehandlung, und wenden Sie sie erst dann an.
- Legen Sie beengende Kleidung ab, zum Beispiel Jacke, Krawatte, enge Hosen, Korsetts, Gürtel usw. Öffnen Sie den Hemdkragen, und ziehen Sie die Schuhe aus.
- Legen Sie auch Schmuckgegenstände wie Halsketten, Armbänder, Ohrringe, Armbanduhren ab.
- *Beginnen Sie immer mit den Basis-Selbstbehandlungen* SCHWAN *und* EISVOGEL (Seite 74 und 79).
- Wenden Sie Selbstbehandlungen *nie* unmittelbar nach den Mahlzeiten an, sondern möglichst mit leerem Magen.

Während Sie die Selbstbehandlungen ausführen

- Befolgen Sie genau die Anweisungen.
- *Forcieren Sie nie* die Bewegungen oder Stellungen, sondern bewegen Sie sich nur bis an die mögliche Grenze, das heißt die Grenze, die Ihr Zustand zuläßt.
- Bewegen Sie nur den Körperteil, der in der Selbstbehandlung angesprochen ist und *nur* auf der angegebenen Bewegungsebene.
- Wenn Sie während der Ausübung der Selbstbehandlung Schmerz verspüren, oder wenn Ihre bestehenden Schmerzen stark zunehmen, *unterbrechen Sie die Selbstbehandlung,* kehren Sie in die Ausgangsstellung zurück, und entspannen Sie sich. Wenden Sie eine andere Selbstbehandlung an, die geeigneter für Sie ist.
- Achten Sie darauf, daß Sie stets entspannt bleiben, insbesondere, daß Sie während der Atmung die Nackenmuskeln nicht verkrampfen.

- Bewegen Sie sich stets langsam und flüssig, nie zu schnell oder gar ruckartig.
- Die Beine dürfen weder gekreuzt noch unter den Sitz gestellt werden, noch sollen die Beine im Sitzen zu stark gespreizt sein, außer die Anweisungen verlangen dies ausdrücklich.
- Behalten Sie die in den Anweisungen vorgeschriebene Stellung während der gesamten Anwendung bei, das heißt, bis Sie die fünf Atmungszyklen beendet haben und in die Ausgangsstellung zurückgekehrt sind.
- Die Blickrichtung kann die physischen Reaktionen auf eine Selbstbehandlung beeinflussen. Schauen Sie deshalb immer in die Richtung der Kopfstellung, oder schließen Sie die Augen.
- Führen Sie die Selbstbehandlungen möglichst an der frischen Luft aus, oder öffnen Sie zumindest das Fenster.
- Müssen Sie während der Anwendung husten, niesen, gähnen oder werden Sie sonst irgendwie gestört (Klingeln des Telefons oder an der Haustüre), kehren Sie *zuerst* in die Ausgangsstellung zurück, bevor Sie die Selbstbehandlung unterbrechen.
- Lassen Sie sich während der Anwendung durch nichts ablenken, nicht durch jemand, der mit Ihnen spricht, oder durch Radio und Fernsehen, sonst leidet Ihre Konzentration.

Nach Abschluß der Selbstbehandlung

Ruhen Sie sich nach der Selbstbehandlungssitzung ein paar Minuten lang aus, bewegen Sie sich nicht, sondern entspannen Sie sich. Lassen Sie die Behandlung nachwirken, indem Sie besonders dem betroffenen Körperbereich Ruhe gönnen. Viele Leute probieren gleich im Anschluß an die Selbstbehandlung die Bewegungen oder Stellungen aus, die vorher beeinträchtigt waren, um zu sehen, ob »es auch wirklich gewirkt hat«. Das ist nicht nur falsch, sondern Sie riskieren auch, daß sich der vorherige schmerzhafte Zustand wieder einstellt.

Lassen Sie Ihren Körper auf das, was ihm widerfahren ist, reagieren; geben Sie Ihren biokybernetischen Abläufen Zeit, darauf anzusprechen.

Deshalb legen Sie sich nach Abschluß der Sitzung ein paar Minuten ruhig hin, und atmen Sie normal, ruhig und sanft. Dann stehen Sie *langsam* auf, und bewegen Sie sich mit Ruhe.

Die Selbstbehandlungen

Der Zilgrei-Test

Diese einfache Form der Selbstuntersuchung *muß* jeder Selbstbehandlung vorausgehen.

Vergessen Sie also *nie,* zuerst den Test auszuführen, denn ohne ihn ist die korrekte Anwendung der Selbstbehandlung nicht möglich. Denken Sie immer daran, daß der Test Aufschluß darüber gibt, welche *Bewegungsrichtung* bzw. *Stellung* Schmerzen oder Beschwerden auslöst oder verschlimmert und/oder in welcher *Bewegungsrichtung* die Bewegungsspanne eingeschränkt ist.

Vergessen Sie also, *wo* Ihre Schmerzen sind, und konzentrieren Sie sich darauf, *welche Bewegungsrichtung* sie auslöst oder verschlimmert. Die Beachtung dieser Regel ist zwingend, denn ohne sie funktioniert die Methode nicht.

Wir wollen das an einem praktischen Beispiel erläutern. Nehmen wir an, Sie haben Schmerzen in der rechten Schulter. Wenn Sie den Kopf auf der Horizontalebene nach rechts drehen, verspüren Sie keinen Schmerz bzw. der bestehende Schmerz in der Schulter verändert sich nicht, und die Bewegung ist nicht eingeschränkt. Nun drehen Sie den Kopf nach links; die Bewegung ist blockiert, und Ihr Schmerz nimmt zu. Würde man Sie nun fragen: »Welche Richtung der Kopfdrehung verursacht oder verstärkt Ihren Schmerz?«, wäre Ihre spontane Antwort wahrscheinlich: »Wenn ich den Kopf nach rechts drehe.« Es ist normal, sich intensiv und ausschließlich auf die Schmerzstelle zu konzentrieren und nicht auf die *Bewegungsrichtung* oder *Stellung,* die ihn verstärkt. Wir nennen dieses Prinzip den »Grundsatz der Zilgrei-Gegenbewegung/-Gegenposition«; es ist ausschlaggebend für die Wirksamkeit der Methode.

Verwendete Symbole

Nun ist noch wichtig, daß Sie sich genauer mit den folgenden Symbolen vertraut machen, die anzeigen, was während der in der Zeichnung dargestellten Bewegung oder Haltung zu tun ist (Bewegung und/oder Atmung).

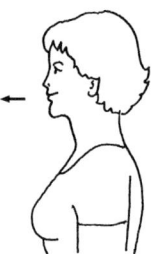

(← Ausatmen
((← Weiter ausatmen
(((← Ganz ausatmen
o((← Ganz ausatmen und 5 Sekunden Pause

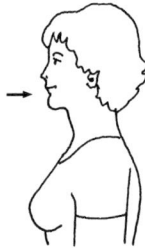

)→ Einatmen
))→ Weiter einatmen
)))→ Ganz einatmen
•))→ Ganz einatmen und die Luft 5 Sekunden anhalten

Verwendete Symbole

A̦	Nach vorne beugen (anterior)
P̦	Nach hinten strecken (posterior)
R↶	Nach rechts drehen
↷L	Nach links drehen
↓	Bewegungsrichtung
←	Bewegungsrichtung
⌒	Bewegungsrichtung
◀	Bewegungsrichtung
◢	Bewegungsrichtung soweit wie möglich
+	Mehr
−	Weniger oder kleiner
>	Mehr als
<	Weniger als
⨰	Winkel
≈	Entspannen
G̦	Gravitation (Schwerkraft)
■	Stabilisieren oder Widerstand leisten
▼	Leichter Druck (in der entsprechenden Richtung)
V	Vertikal = senkrecht
H	Horizontal = waagrecht
L	Links
R	Rechts
A	Anterior = vorne oder vorwärts
P	Posterior = hinten oder rückwärts
S	Superior = oben oder nach oben
I	Inferior = unten oder nach unten
N	Neutrale Stellung

So »lesen« Sie die Abbildungen zu den Selbstbehandlungen:

Beispiel Selbstbehandlung SCHWAN, *Anwendungsform B:*

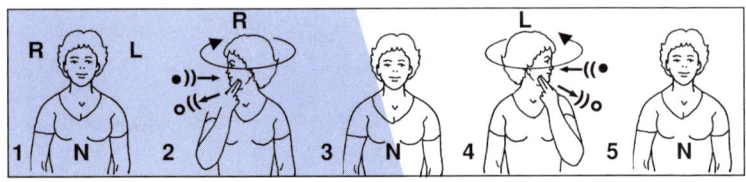

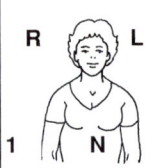

Das N in der Körpermitte bedeutet *neutrale Stellung*. Sie ist meist auch identisch mit dem im Text verwendeten Ausdruck *Ausgangsstellung*. Mit R ist die *rechte* Körperseite angezeigt, mit L die *linke*.

Achten Sie stets darauf, daß alle Abbildungen spiegelbildlich dargestellt sind. So entspricht Ihre rechte Körperseite der linken im Buch und Ihre linke Körperseite der rechten im Buch.

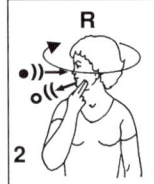

↱ᴿ Dieses Zeichen bedeutet *Drehung nach rechts*.

•)) → Dieses Zeichen bedeutet *einatmen und mit voller Lunge die Luft 5 Sekunden lang anhalten*.

○((← Dieses Zeichen bedeutet *ausatmen und 5 Sekunden lang mit entleerter Lunge verharren*.

Wenn die beiden Zeichen zusammen erscheinen wie hier, bedeutet das: *in der erforderlichen Stellung* (in diesem Fall Kopfdrehung nach rechts) *verharren und 5 komplette Zilgrei-Atmungszyklen ausführen*.

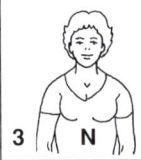

Nach Beendigung der 5 Atmungszyklen Rückkehr in die neutrale Ausgangsstellung.

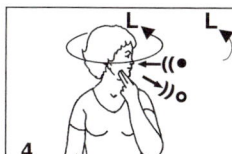 Dieses Zeichen bedeutet *Drehung nach links*. (Für die übrigen Zeichen siehe 2.)
Siehe 3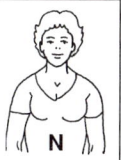

Die blauen und weißen Figuren kennzeichnen die jeweils entgegengesetzte Bewegungsrichtung, zum Beispiel Kopfdrehung nach *rechts* und Kopfdrehung nach *links*.

Schauen Sie sich die Abbildungen genau an, und überzeugen Sie sich, daß Sie verstehen, welche Stellung die Selbstbehandlung erfordert, bevor Sie sie ausüben.

Anwendungsform A und B

Auf den ersten Blick mag Ihnen der Unterschied zwischen diesen beiden Anwendungsformen nicht auffallen. In beiden Formen wird die gesamte Bewegungsspanne des betroffenen Körperteils einbezogen: einmal zuerst die rechte Seite und dann die linke bzw. einmal zuerst die linke und dann die rechte Seite; oder einmal zuerst die Bewegung nach vorn und dann nach hinten und umgekehrt. Es ist nämlich absolut nicht einerlei, mit welcher Bewegung oder Stellung man beginnt, im Gegenteil, es ist ausschlaggebend. Achten Sie deshalb darauf, welche Anwendungsform Sie wählen.

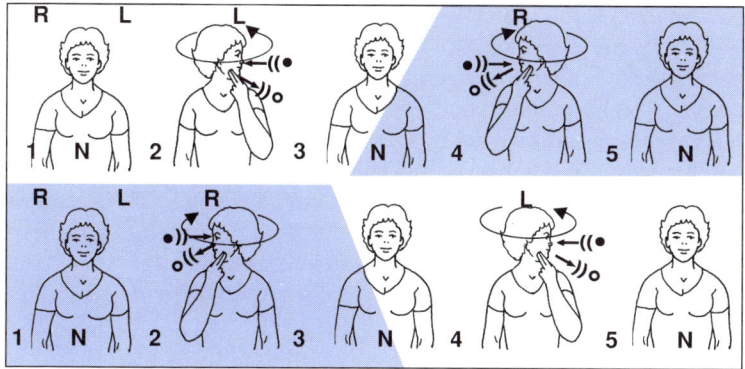

Schwan *Selbstbehandlung Nr. 154*

Die Selbstbehandlung SCHWAN wie auch die nachfolgende Selbstbehandlung EISVOGEL dienen der Förderung der Beweglichkeit der gesamten Wirbelsäule sowie der Entspannung der Muskulatur. *Ihre Anwendung vor der Ausführung jeglicher anderer Selbstbehandlungen ist daher zwingend.* Bitte befolgen Sie diese Regel, denn nur so stellt sich der gewünschte Erfolg ein.

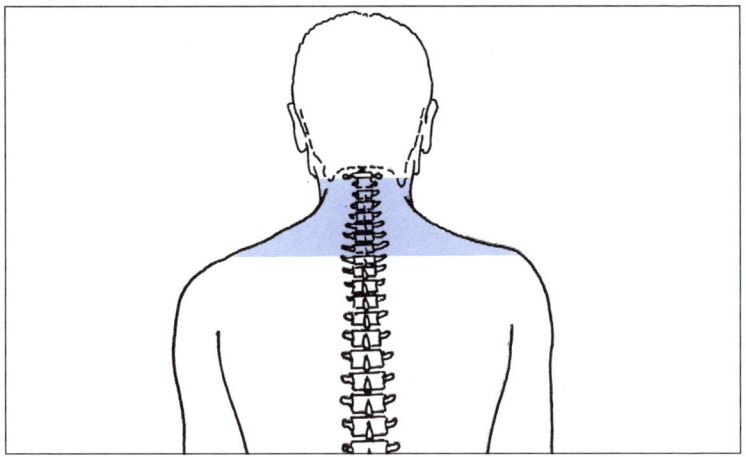

Die Wirkung der Selbstbehandlung SCHWAN erstreckt sich hauptsächlich auf die Halswirbelsäule. Sie dient dem Ausgleich des Tonus der paarigen Muskeln auf deren beiden Seiten. Dadurch verschwinden Blockierungen, Schmerzen und die eventuelle Kompression von Spinalnerven.

Der SCHWAN hilft bei Schmerzen und Beschwerden im Kopf- und Nackenbereich, bei Kopfschmerzen, steifem Hals, Schwindelgefühl, bei Migräne und Schmerzen, die vom Nacken in die Schultern und Arme ausstrahlen; bei eingeschlafenen Händen, knirschendem Geräusch, wenn man den Kopf dreht, und im allgemeinen bei Verspanntheit in Nacken und Schultern und Schweregefühl im Kopf.

Bewegungsebene: Drehen des Kopfes auf der Horizontalebene.

Besondere Hinweise

Diese Selbstbehandlung erfolgt am besten im Sitzen, kann aber auch im Stehen ausgeübt werden. Die Bewegungen sollen langsam und flüssig sein. Es ist wichtig, daß Sie darauf achten, daß Sie nur den Kopf drehen, nicht aber die Schultern und den Oberkörper, die in ihrer neutralen Stellung (aufrecht, aber nicht steif) bleiben sollen. Ebenso wichtig ist es, den Kopf in der erforderlichen Stellung zu halten, ohne die Halsmuskulatur zu verspannen. Deshalb halten Sie das Kinn mit dem Zeige- und Mittelfinger einer Hand fest.

TEST vor Ausübung der Selbstbehandlung SCHWAN

Ausgangsstellung: Aufrecht, aber nicht steif sitzen.

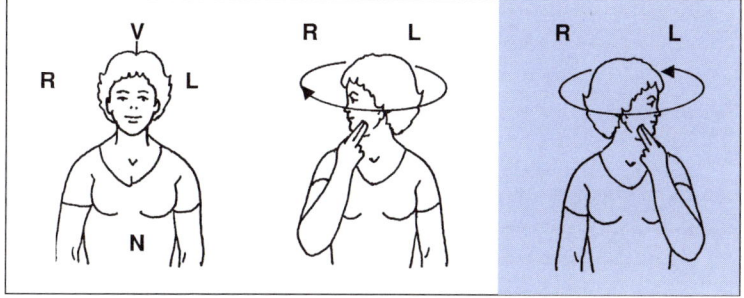

- Drehen Sie den Kopf langsam nach rechts (weiße Figur).
- Drehen Sie den Kopf in die Ausgangsstellung zurück.
- Drehen Sie den Kopf langsam nach links (blaue Figur).

Testergebnis A

Wenn die Kopfdrehung nach *rechts* (weiße Figur) Unbehagen oder Schmerz verursacht oder verschlimmert, oder wenn diese Bewegung im Vergleich mit der anderen Seite eingeschränkt ist, führen Sie die Selbstbehandlung SCHWAN folgendermaßen aus:
1. Ausgangsstellung: Aufrecht, aber entspannt sitzen.
2. Kopf langsam nach *links* bis an die mögliche Grenze drehen (vor der Schmerzschwelle einhalten), nicht forcieren. Kinn mit Zeige-

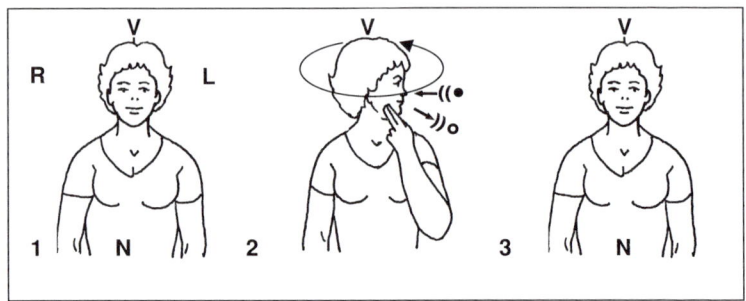

und Mittelfinger der linken Hand festhalten. In dieser Stellung verharren und fünf komplette Zilgrei-Atmungszyklen durchführen: Einatmen – 5 Sekunden Pause, ausatmen – 5 Sekunden Pause, insgesamt fünfmal wiederholen.
3. Nach Beendigung der 5 Atmungszyklen langsam in die Ausgangsstellung zurückkehren.
DIE SELBSTBEHANDLUNG IST BEENDET.

Testergebnis B

Wenn die Kopfdrehung nach *links* (blaue Figur) Unbehagen oder Schmerz verursacht oder verschlimmert, oder wenn diese Bewegung im Vergleich mit der entgegengesetzten Seite eingeschränkt ist, führen Sie den SCHWAN wie folgt aus:

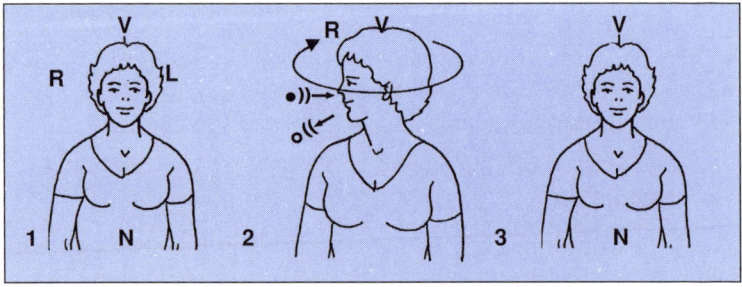

1. Ausgangsstellung: Aufrecht, aber entspannt sitzen.
2. Den Kopf langsam nach *rechts* bis an die mögliche Grenze drehen, ohne zu forcieren und ohne die Schmerzgrenze zu überschreiten. Mit Zeige- und Mittelfinger der rechten Hand das Kinn festhalten.

In dieser Stellung verharren und 5 komplette Zilgrei-Atmungszyklen durchführen: Einatmen – 5 Sekunden Pause, ausatmen – 5 Sekunden Pause, insgesamt fünfmal wiederholen.
3. Nach Beendigung der 5 Atmungszyklen langsam in die Ausgangsstellung zurückkehren.
DIE SELBSTBEHANDLUNG IST BEENDET.

Der SCHWAN zur Nachsorge

Wenn sie Ihren normalen Gesundheitszustand wiederhergestellt haben und vermeiden möchten, daß die Beschwerden erneut auftreten, sollten Sie den SCHWAN zwei- oder dreimal pro Woche anwenden, und zwar wie in den Beispielen A oder B abgebildet:

Anwendungsform A

Wenn Sie zur Selbstbehandlung den SCHWAN gemäß den weißen Figuren durchgeführt haben, verfahren Sie nun folgendermaßen:

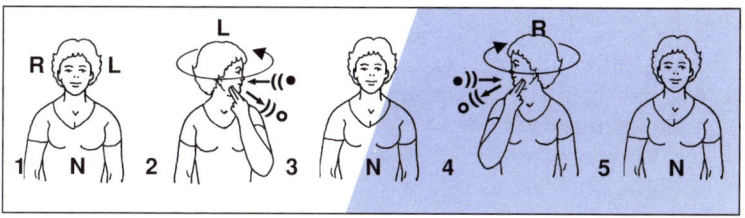

1. Ausgangsstellung.
2. Kopf langsam nach *links* bis an die mögliche Grenze drehen, mit Zeige- und Mittelfinger der linken Hand das Kinn festhalten. In dieser Stellung verharren und 5 komplette Zilgrei-Atmungszyklen ausführen.
3. Nach Abschluß der 5 Atmungszyklen langsam in die Ausgangsstellung zurückkehren.
4. Nun Kopf langsam nach *rechts* bis an die mögliche Grenze drehen und das Kinn mit dem Zeige- und Mittelfinger der rechten Hand festhalten. In dieser Stellung verharren und 5 komplette Zilgrei-Atmungszyklen ausführen.
5. Nach Beendigung der 5 Atmungszyklen langsam in die Ausgangsstellung zurückkehren.

Anwendungsform B

Wenn Sie zur Selbstbehandlung den SCHWAN entsprechend den blauen Figuren ausgeführt haben, verfahren Sie nun zur Nachsorge folgendermaßen:

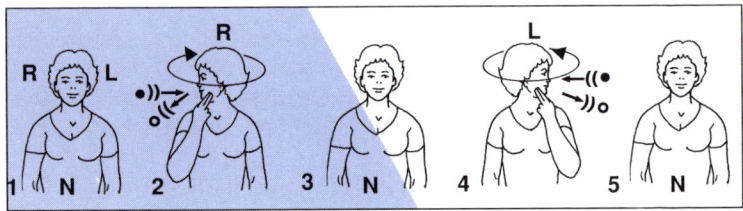

1. Ausgangsstellung.
2. Kopf langsam nach *rechts* bis an die mögliche Grenze drehen und Kinn mit dem Zeige- und Mittelfinger der rechten Hand festhalten.
In dieser Stellung verharren und 5 komplette Zilgrei-Atmungszyklen durchführen.
3. Nach Abschluß der 5 Atmungszyklen langsam in die Ausgangsstellung zurückkehren.
4. Jetzt Kopf langsam bis an die mögliche Grenze nach *links* drehen und Kinn mit dem Zeige- und Mittelfinger der linken Hand festhalten.
In dieser Stellung verharren und 5 komplette Zilgrei-Atmungszyklen durchführen.
5. Nach Abschluß der 5 Atmungszyklen kehren Sie langsam in die Ausgangsstellung zurück.

Der SCHWAN als Prophylaxe

Zwei oder dreimal pro Woche angewendet, hält der SCHWAN Ihre Halswirbelsäule beweglich, beugt Kopf- und Schulterschmerzen vor. Wenden Sie Anwendungsform A oder B an, je nachdem, welche Ihnen angenehmer ist.

Eisvogel — Selbstbehandlung Nr. 145

Die Selbstbehandlung EISVOGEL sowie die vorhergehende Selbstbehandlung SCHWAN bezwecken die Mobilisierung der Wirbelgelenke der gesamten Wirbelsäule sowie die Entspannung der Rückenmuskulatur. *Sie müssen deshalb immer vor Ausübung der anderen Selbstbehandlungen ausgeführt werden.* Die Beachtung dieser einfachen Regel ist ausschlaggebend für den Erfolg der Zilgrei-Selbstbehandlung.

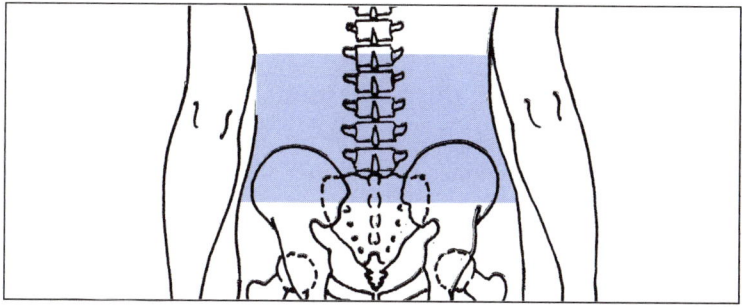

Die Selbstbehandlung EISVOGEL wirkt direkt auf die Lendenwirbelsäule und dient dem Ausgleich des Muskeltonus der Rückenmuskeln auf beiden Seiten der Wirbelsäule; sie beseitigt Blockierungen und damit verbundene Schmerzen sowie eine dadurch möglicherweise hervorgerufene Kompression der Spinalnerven.

Der EISVOGEL hilft bei Kreuz- und Lendenschmerzen, bei Ischias und neuralgischen Schmerzen mit Ausstrahlung in die Beine; bei Bewegungseinschränkungen in der Lendenwirbelsäule und bei Muskelverspannungen, die häufig auch streßbedingt sind.

Bewegungsebene: Drehen des Oberkörpers auf der Horizontalebene.

Besondere Hinweise

Die Selbstbehandlung EISVOGEL erfordert die abgebildete Stellung, das heißt auf einer Bank oder einem Hocker sitzend, mit den Füßen auf dem Boden rastend. Die Hand der Drehseite des Oberkörpers greift nach hinten und hält den Oberkörper in dieser Stellung fest. Das Gewicht nicht auf den Arm aufstützen, sondern sich nur festhalten, damit die Drehung während der Ausübung des EISVOGELS beibehalten wird. Den anderen Arm auf den gegenüberliegenden Oberschenkel legen. Forcieren Sie die Drehung des Oberkörpers nicht, bleiben Sie trotz Drehung aufrecht, jedoch entspannt sitzen, also nicht einsacken. Das Körpergewicht liegt auf beiden Gesäßbacken und den Schenkeln. Der Kopf bleibt aufrecht und gerade, das heißt, das Kinn zeigt auf die Mittellinie der Brust. Üben Sie diese Stellung erst einige Male, bevor Sie die Selbstbehandlung beginnen.

TEST vor Ausübung der Selbstbehandlung EISVOGEL

Ausgangsstellung für den Test: Aufrecht, aber nicht steif auf einer harten, nicht zu hohen Fläche sitzen; die Oberschenkel sollen möglichst parallel zum Boden sein. Füße fest auf den Boden aufstellen, Beine ganz leicht gespreizt, Arme locker über der Brust kreuzen.

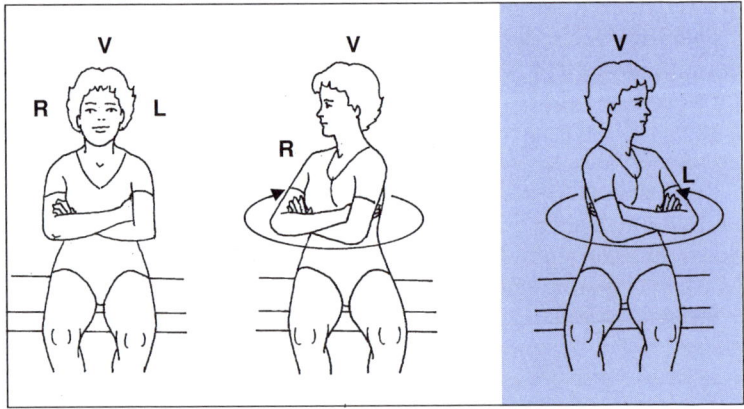

- Oberkörper langsam nach rechts drehen (weiße Figur).
- In die Ausgangsstellung zurückkehren.
- Oberkörper langsam nach links drehen (blaue Figur).

Testergebnis A

Wenn Sie beim Drehen des Oberkörpers nach *rechts* (weiße Figur) Unbehagen oder Schmerzen verspüren, oder wenn bei dieser Bewegung Ihre Schmerzen zunehmen, oder wenn Ihre Bewegung im Vergleich zur Gegenseite eingeschränkt ist, führen Sie die Selbstbehandlung folgendermaßen aus:

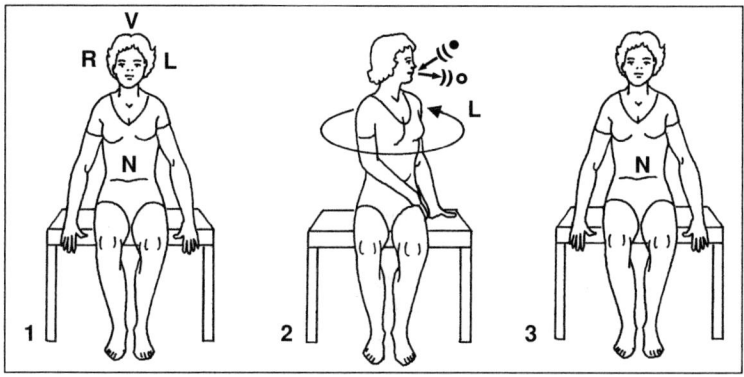

1. Ausgangsstellung: Aufrecht, aber nicht steif sitzen, Oberschenkel parallel zum Boden, Füße fest auf dem Boden, Knie leicht geöffnet.
2. Oberkörper langsam nach *links* bis an die mögliche Bewegungsgrenze drehen, ohne zu forcieren, Schmerzgrenze nicht überschreiten; halten Sie sich mit der linken Hand am hinteren Rand des Hockers fest, und legen Sie die rechte Hand auf den linken Oberschenkel. Richten Sie den Kopf geradeaus, mit dem Kinn über dem Brustbein.
Verharren Sie in dieser Stellung, und führen Sie 5 komplette Zilgrei-Atmungszyklen durch: Einatmen – 5 Sekunden Pause, ausatmen – 5 Sekunden Pause, insgesamt fünfmal wiederholen.
3. Nach Abschluß der 5 Atmungszyklen kehren Sie langsam in die Ausgangsstellung zurück.

DIE SELBSTBEHANDLUNG IST BEENDET.

Testergebnis B

Wenn Sie beim Drehen des Oberkörpers nach *links* (blaue Figur) Unbehagen oder Schmerz verspüren, oder wenn diese Bewegung bereits bestehende Schmerzen verschlimmert, oder wenn diese Bewegung im Vergleich zur Gegenseite eingeschränkt ist, üben Sie die Selbstbehandlung folgendermaßen aus:

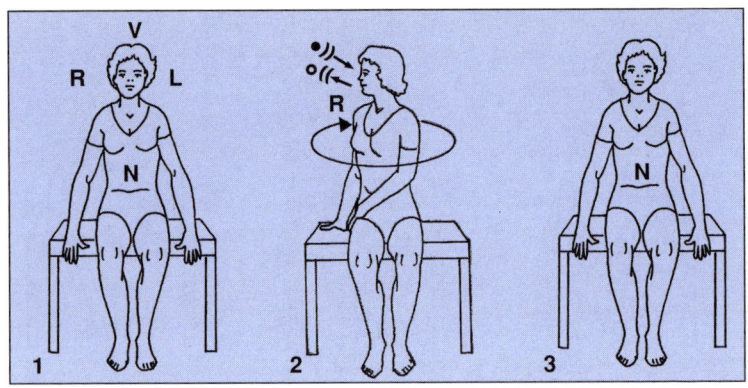

1. Ausgangsstellung: Aufrecht, aber nicht steif sitzen, Oberschenkel parallel zum Boden, Füße fest auf dem Boden, Knie leicht geöffnet.
2. Oberkörper langsam nach *rechts* bis an die mögliche Bewegungsgrenze drehen, nicht forcieren, Schmerzgrenze nicht überschreiten.
   Mit der rechten Hand an den hinteren Rand des Hockers greifen, linke Hand auf den rechten Oberschenkel legen. Kopf geradeaus richten, Kinn über dem Brustbein.
   In dieser Stellung verharren und 5 komplette Zilgrei-Atmungszyklen durchführen: Einatmen – 5 Sekunden Pause, ausatmen – 5 Sekunden Pause, insgesamt fünfmal wiederholen.
3. Nach Beendigung der 5 Atmungszyklen langsam in die Ausgangsstellung zurückkehren.

DIE SELBSTBEHANDLUNG IST BEENDET.

Der EISVOGEL zur Nachsorge

Wenn Sie Ihren normalen Gesundheitszustand wieder erreicht haben und diesen nun auch beibehalten wollen, führen Sie den EISVOGEL zwei- oder dreimal pro Woche durch, am besten entsprechend der nachfolgenden Beispiele A oder B.

Anwendungsform A

Haben Sie bei der Selbstbehandlung die weißen Figuren befolgt, verfahren Sie nun zum Zweck der Nachsorge folgendermaßen:

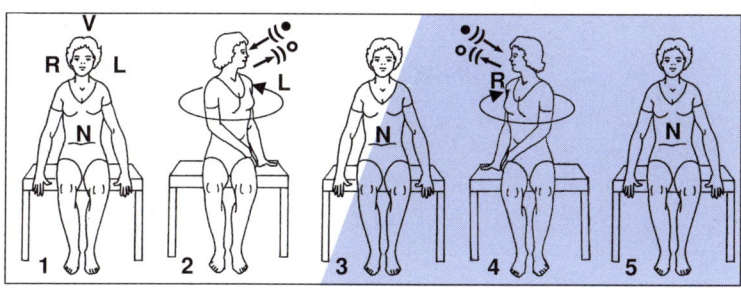

1. Ausgangsstellung.
2. Oberkörper langsam nach *links* bis zur möglichen Grenze drehen, ohne zu forcieren. Mit der linken Hand den hinteren Rand des Hockers festhalten, rechte Hand auf den linken Oberschenkel legen. Kopf geradeaus richten, Kinn über dem Brustbein. In dieser Stellung 5 komplette Zilgrei-Atmungszyklen durchführen: Einatmen – 5 Sekunden Pause, ausatmen – 5 Sekunden Pause, insgesamt fünfmal wiederholen.
3. Nach Abschluß der 5 Atmungszyklen kehren Sie langsam in die Ausgangsstellung zurück.
4. Nun drehen Sie den Oberkörper langsam nach *rechts* bis an die mögliche Grenze, ohne zu forcieren, halten mit der rechten Hand den hinteren Hockerrand fest und legen die linke Hand auf den rechten Oberschenkel. Richten Sie den Kopf geradeaus, Kinn über dem Brustbein. In dieser Stellung verharren und 5 komplette Zilgrei-Atmungszyklen durchführen: Einatmen – 5 Sekunden

Pause, ausatmen – 5 Sekunden Pause, insgesamt fünfmal wiederholen.
5. Nach Abschluß der 5 Atmungszyklen langsam in die Ausgangsstellung zurückkehren.

Anwendungsform B

Wenn Sie zur Selbstbehandlung die blauen Figuren befolgt haben, verfahren Sie nun folgendermaßen:

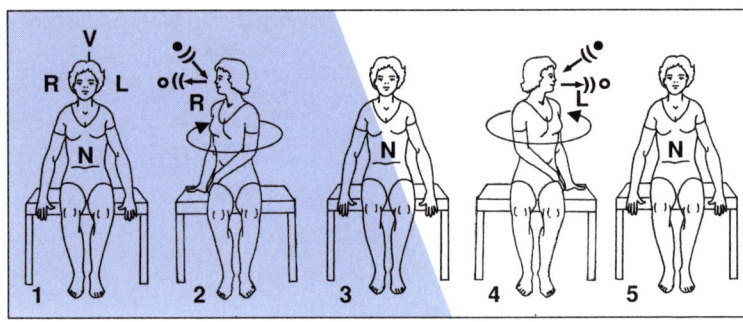

1. Ausgangsstellung.
2. Oberkörper langsam nach *rechts* bis an die mögliche Grenze drehen, ohne zu forcieren. Mit der rechten Hand am hinteren Hockerrand festhalten, linke Hand auf den rechten Oberschenkel legen. Kopf geradeaus richten, Kinn über dem Brustbein. In dieser Stellung verharren und 5 komplette Zilgrei-Atmungszyklen durchführen: Einatmen – 5 Sekunden Pause, ausatmen – 5 Sekunden Pause, insgesamt fünfmal wiederholen.
3. Nach Abschluß der 5 Atmungszyklen langsam in die Ausgangsstellung zurückkehren.
4. Oberkörper langsam nach *links* bis an die mögliche Grenze drehen, ohne zu forcieren. Mit der linken Hand den hinteren Hockerrand festhalten und die rechte Hand auf den linken Oberschenkel legen. Kopf geradeaus richten, Kinn über dem Brustbein. 5 komplette Zilgrei-Atmungszyklen durchführen: Einatmen – 5 Sekunden Pause, ausatmen – 5 Sekunden Pause, insgesamt fünfmal wiederholen.

5. Nach Abschluß der 5 Atmungszyklen kehren Sie langsam in die Ausgangsstellung zurück.

Der EISVOGEL als Prophylaxe

Wenn Ihnen nichts fehlt und Sie die Selbstbehandlung EISVOGEL zum fithalten anwenden, wählen Sie jene der beiden Anwendungsformen, die Ihnen angenehmer ist, und führen Sie sie zwei- oder dreimal pro Woche aus. Ihre gesamte Wirbelsäule bleibt dadurch beweglicher, die Verdauung klappt besser, und Ihr Allgemeinbefinden profitiert davon

Adler
Selbstbehandlung Nr. 36

Die Selbstbehandlung ADLER dient der Linderung und Beseitigung von Beschwerden in der gesamten Wirbelsäule, weil Beweglichkeit und Elastizität der Wirbelgelenke gefördert werden. Insbesondere ist sie wirksam im Halswirbel-, Lendenwirbel- und Beckenbereich. Sie wird auch eingesetzt bei Kreuzschmerzen mit Ausstrahlung in die Beine, bei Ischias und ähnlichen neuralgischen Beschwerden.

Außerdem dient der ADLER dem Ausgleich des Tonus der Rückenmuskulatur, der Beseitigung von Blockierungen und einer damit möglicherweise einhergehenden Kompression von Spinalnerven.

Bei täglicher Anwendung sorgt der ADLER einerseits für Entspannung, andererseits für die Spannkraft des gesamten Organismus; er regt die Blutzirkulation an und bringt Erleichterung bei Streß und Schlafstörungen.

Bewegungsebene: Entgegengesetztes Drehen der Beine und des Kopfes auf der Horizontalebene.

Besondere Hinweise

Die Selbstbehandlung ADLER muß unbedingt auf einer einigermaßen harten Unterlage durchgeführt werden, etwa auf Teppichboden. Die Bewegungen müssen langsam und sanft sein; Schultern und Arme dürfen sich nicht vom Boden abheben. Der Kopf wird in entgegengesetzter Richtung zu den Beinen gedreht. Verursacht die Kopfdrehung Schmerzen, drehen Sie nur die Beine und lassen den Kopf gerade liegen. Beim Drehen der Beine liegen die Knöchel aneinander; die Beine also nicht spreizen.

TEST vor Ausübung der Selbstbehandlung ADLER

Ausgangsstellung beim Test: In Rückenlage auf dem Boden (Abb. a), Beine anwinkeln, Füße flach auf dem Boden und Arme in einem Winkel von ca. 45 Grad vom Körper entfernt (Abb. a1).

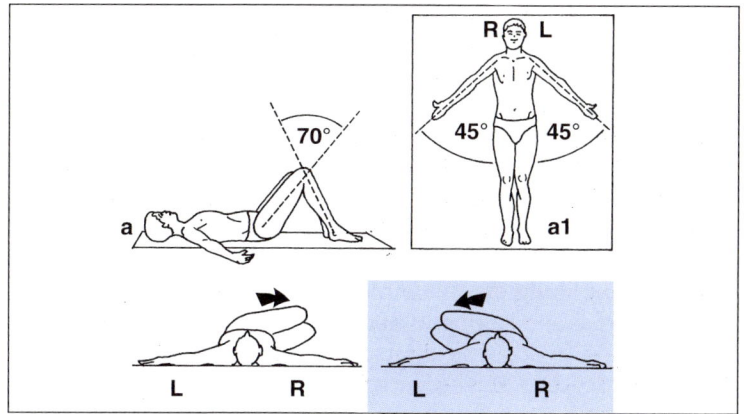

- Versuchen Sie, die Beine langsam nach rechts fallen zu lassen (weiße Figur).
- Kehren Sie in die Ausgangsstellung zurück.
- Versuchen Sie nun, die Beine langsam nach links fallen zu lassen (blaue Figur).

Testergebnis A

Wenn bei der Bewegung der Beine nach *rechts* (weiße Figur) Unbehagen oder Schmerzen auftreten, bereits vorhandener Schmerz zunimmt oder die Bewegung im Vergleich zur entgegengesetzten Seite eingeschränkt ist, führen Sie die Selbstbehandlung ADLER folgendermaßen aus:

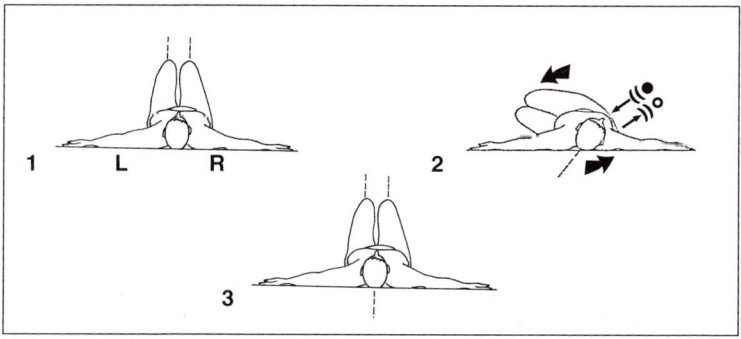

1. Ausgangsstellung: Rückenlage, Beine ca. 70 Grad angewinkelt, Füße flach auf dem Boden, Arme vom Körper entfernt.
2. Beine bis an die mögliche Grenze nach *links* fallen lassen, nicht forcieren, vor der Schmerzgrenze einhalten, nur die Schwerkraft wirken lassen. *Gleichzeitig* den Kopf nach *rechts* drehen. Bleiben Sie auf der Horizontalebene! Verharren Sie in dieser Stellung, und führen Sie 5 komplette Zilgrei-Atmungszyklen durch: Einatmen – 5 Sekunden Pause, ausatmen – 5 Sekunden Pause, insgesamt fünfmal wiederholen.
3. Nach Beendigung der 5 kompletten Atmungszyklen kehren Sie langsam mit dem Kopf und den Beinen in die Ausgangsstellung zurück, und strecken Sie dann die Beine langsam aus.

DIE SELBSTBEHANDLUNG IST BEENDET.

Testergebnis B

Wenn beim Test Ihre Beschwerden bzw. die Bewegungseinschränkung beim Fallenlassen der Beine nach *links* (blaue Figur) auftreten, führen Sie die Selbstbehandlung folgendermaßen aus:

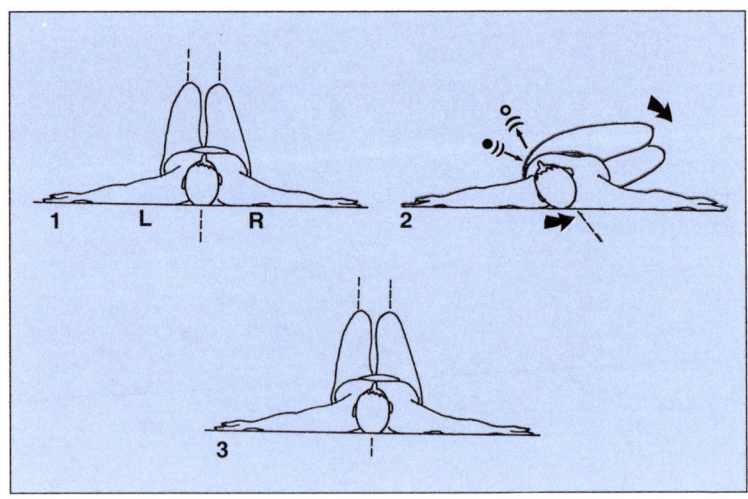

1. Ausgangsstellung: Rückenlage, Beine ca. 70 Grad angewinkelt, Füße flach auf dem Boden, Arme vom Körper abgespreizt.

2. Beine langsam nach *rechts* fallen lassen, bis an die mögliche Grenze, nicht forcieren, vor der Schmerzgrenze einhalten, nur die Schwerkraft wirken lassen. *Gleichzeitig* Kopf nach *links* drehen. Auf der Horizontalebene bleiben! Verharren Sie in dieser Stellung, und führen Sie 5 komplette Zilgrei-Atmungszyklen durch: Einatmen – 5 Sekunden Pause, ausatmen – 5 Sekunden Pause, insgesamt fünfmal wiederholen.
3. Nach Beendigung der 5 Atmungszyklen kehren Sie langsam in die Ausgangsstellung zurück.

DIE SELBSTBEHANDLUNG IST BEENDET.

ADLER zur Nachsorge

Sobald Sie Ihren normalen Gesundheitszustand wieder erreicht haben und das erneute Auftreten von Beschwerden vermeiden möchten, sollten Sie den ADLER zwei- oder dreimal pro Woche ausführen, und zwar wie in den nachfolgenden Anwendungsformen A und B beschrieben.

Anwendungsform A

Wenn Sie zur Selbstbehandlung den ADLER entsprechend den weißen Figuren ausgeführt haben, führen Sie ihn nun zur Nachsorge folgendermaßen durch:

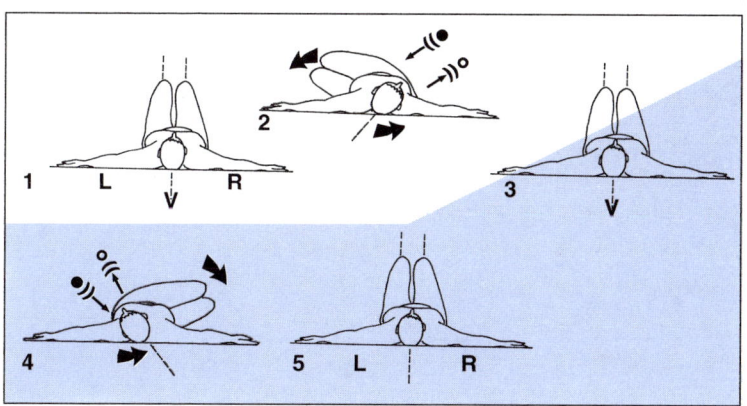

1. Ausgangsstellung.
2. Beine langsam nach *links* fallen lassen, ohne zu forcieren, nur die Schwerkraft wirken lassen, Knöchel aneinanderhalten. *Gleichzeitig* den Kopf nach *rechts* drehen. In dieser Stellung verharren und 5 komplette Zilgrei-Atmungszyklen durchführen: Einatmen – 5 Sekunden Pause, ausatmen – 5 Sekunden Pause, fünfmal wiederholen.
3. Nach Beendigung der 5 Atmungszyklen kehren Sie langsam in die Ausgangsstellung zurück.
4. Nun lassen Sie die Beine nach *rechts* fallen und drehen *gleichzeitig* den Kopf nach *links*. Auch diesmal nicht forcieren, nur die Schwerkraft wirken lassen und die Knöchel aneinanderhalten. In dieser Stellung verharren und 5 komplette Zilgrei-Atmungszyklen durchführen.
5. Nach Beendigung der 5 Atmungszyklen kehren Sie langsam in die Ausgangsstellung zurück.

Anwendungsform B

Wenn Sie zur Selbstbehandlung den ADLER gemäß der blauen Figuren ausgeführt haben, führen Sie ihn nun zur Nachsorge folgendermaßen aus:

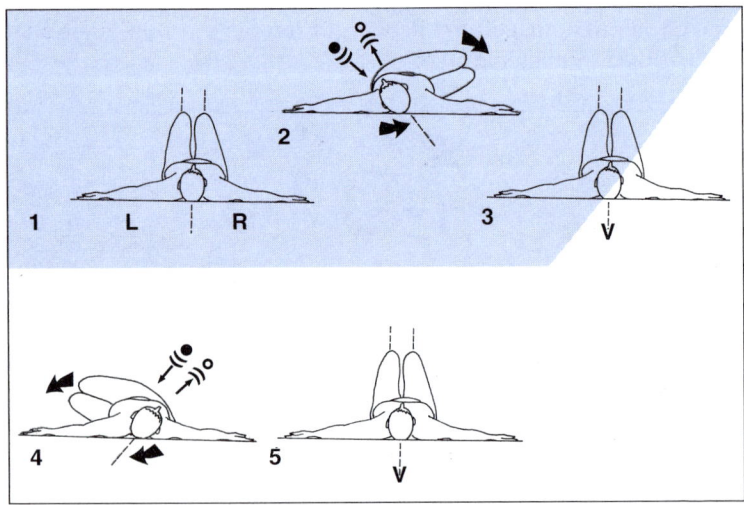

1. Ausgangsstellung.
2. Beine langsam nach *rechts* fallen lassen, nicht forcieren, nur die Schwerkraft wirken lassen. *Gleichzeitig* Kopf nach *links* drehen. In dieser Stellung verharren und 5 komplette Zilgrei-Atmungszyklen durchführen: Einatmen – 5 Sekunden Pause, ausatmen – 5 Sekunden Pause, fünfmal wiederholen.
3. Nach Beendigung der 5 Atmungszyklen Beine und Kopf wieder langsam in die Ausgangsstellung zurückdrehen.
4. Nun die Beine langsam nach *links* fallen lassen; auch diesmal ohne zu forcieren, nur die Schwerkraft wirken lassen und die Knöchel übereinandergelegt. *Gleichzeitig* Kopf nach *rechts* drehen. In dieser Stellung nochmals 5 komplette Zilgrei-Atmungszyklen durchführen.
5. Nach Abschluß der 5 Atmungszyklen Beine und Kopf wieder langsam in die Ausgangsstellung zurückdrehen.

Der ADLER als Prophylaxe

Bei Anwendung des ADLERS zur Bekämpfung von Streß oder Schlafstörungen, oder um beweglich und fit zu bleiben, können Sie sowohl Anwendungsform A als auch B ausführen, je nachdem, welche Form Ihnen angenehmer ist.

Kranich

Selbstbehandlung Nr. 100

Die Selbstbehandlung KRANICH haben wir ausführlich in unserem ersten Buch *Neue Hoffnung: Zilgrei* beschrieben. Hier finden Sie nun eine vereinfachte Form, die aber auch sehr wirksam ist. Der KRANICH dient der Linderung und Beseitigung von Beschwerden im Kreuz-Lendenbereich und im Becken. Er hilft bei Rückenschmerzen, unter Umständen mit Ausstrahlung in die Gesäßhälften, in die Leistengegend und in die Beine (Ischias).

Bewegungsebene: Schritt nach vorn auf der Sagittalebene.

Besondere Hinweise

Die Selbstbehandlung wird ohne Schuhe durchgeführt. Stehen Sie gerade, aber nicht steif. Der Schritt nach vorn soll weder zu lang noch zu kurz sein.

Am besten ist ein normaler Schritt, bei dem die Ferse des nach vorn gestellten Fußes einige Zentimeter vor den Zehen des hinteren liegt. Wichtig ist, daß das Gewicht gleichmäßig auf beiden Beinen ruht.

Bei korrekter Anwendung verspüren Sie normalerweise ein leichtes Ziehen in Wade und Kniekehle des hinteren Beins, das gestreckt sein muß.

Um eine bessere Stabilität zu erreichen, ist es ratsam, sich neben einen Tisch zu stellen. Achten Sie aber darauf, daß Sie gerade stehen und sich nicht zum Tisch drehen.

Die Selbstbehandlung KRANICH wird höchstens einmal am Tag ausgeführt.

Anmerkung: Unsere Beobachtungen haben gezeigt, daß bei dem weitaus größten Teil von Rechtshändern der KRANICH entsprechend den weißen Figuren (rechtes Bein hinten) angezeigt ist.

TEST vor Ausführung der Selbstbehandlung KRANICH

Ausgangsstellung beim Test: Ohne Schuhe, aufrecht, aber nicht steif stehen.

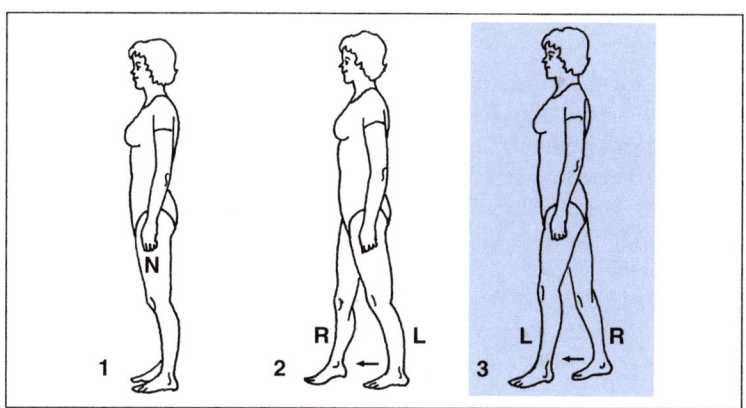

- Einen Schritt mit dem rechten Bein nach vorn machen, linkes Bein hinten stehen lassen und Ferse nicht vom Boden abheben. Gewicht gleichmäßig auf beide Beine verteilen (weiße Figur).
- In die Ausgangsstellung zurückkehren.
- Mit dem linken Bein einen Schritt nach vorn machen, rechtes Bein hinten stehen lassen und Ferse nicht vom Boden abheben. Gewicht gleichmäßig auf beide Beine verteilen (blaue Figur).

Testergebnis A

Wenn der Schritt mit dem *rechten* Bein nach vorn (weiße Figur) Beschwerden oder Schmerzen verursacht oder verschlimmert, führen Sie die Selbstbehandlung folgendermaßen aus:

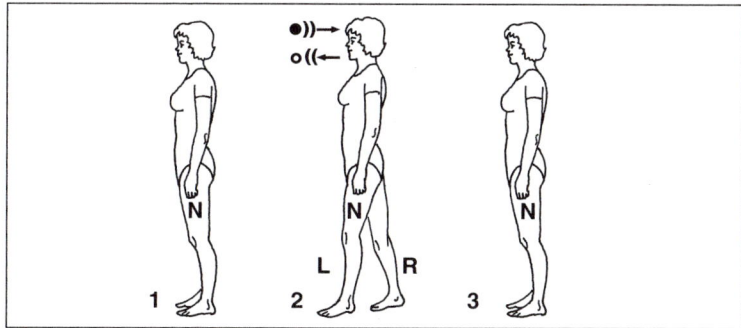

1. Ausgangsstellung: Ohne Schuhe, aufrecht, aber nicht steif stehen.
2. Einen normalen, nicht zu großen Schritt mit dem *linken* Bein nach vorn machen, das rechte Bein hinten stehen lassen und Ferse nicht vom Boden abheben. Das Gewicht auf beide Beine gleichmäßig verteilen. In dieser Stellung verharren und 5 komplette Zilgrei-Atmungszyklen durchführen: Einatmen – 5 Sekunden Pause, ausatmen – 5 Sekunden Pause, insgesamt fünfmal wiederholen.
3. Nach Abschluß der 5 Atmungszyklen in die Ausgangsstellung zurückkehren, indem Sie das rechte Bein nach vorn stellen.
DIE SELBSTBEHANDLUNG IST BEENDET.

Testergebnis B

Wenn Ihre Beschwerden oder Schmerzen auftreten oder sich verschlimmern, wenn Sie das *linke* Bein nach vorn stellen (blaue Figur), führen Sie die Selbstbehandlung folgendermaßen aus:

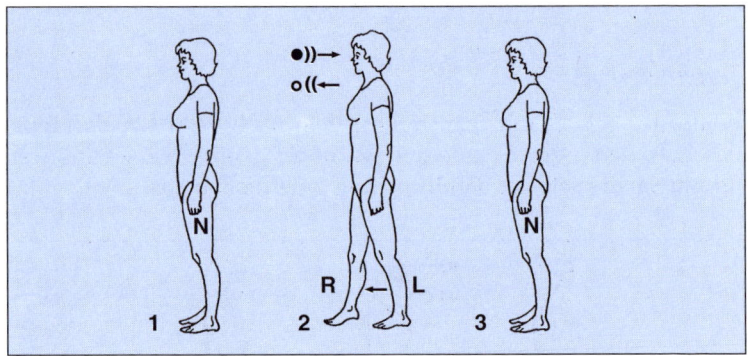

1. Ausgangsstellung: Ohne Schuhe, aufrecht, aber nicht steif stehen.
2. Mit dem *rechten* Bein einen normalen, nicht zu langen Schritt nach vorn machen (blaue Figuren), das linke Bein hinten stehen lassen und Ferse nicht vom Boden abheben. Das Gewicht auf beide Beine gleichmäßig verteilen. In dieser Stellung verharren

und 5 komplette Zilgrei-Atmungszyklen durchführen: Einatmen – 5 Sekunden Pause, ausatmen – 5 Sekunden Pause, insgesamt fünfmal wiederholen.
3. Nach Abschluß der 5 Atmungszyklen kehren Sie in die Ausgangsstellung zurück, indem Sie das linke Bein nach vorn stellen.
DIE SELBSTBEHANDLUNG IST BEENDET.

KRANICH zur Nachsorge

Um Ihren wiedergewonnenen Gesundheitszustand beizubehalten und zu vermeiden, daß sich neue Beschwerden einstellen, führen Sie den KRANICH einmal pro Woche *genauso aus wie bei der Selbstbehandlung.*

Kiebitz
Selbstbehandlung Nr. 152

Diese Selbstbehandlung wirkt hauptsächlich auf die Lendenwirbelsäule. Sie lindert und beseitigt Kreuzschmerzen, Ischias, Hexenschuß, Arthrose und Bandscheibenbeschwerden im Lendenbereich. Außerdem dient sie der Wiederherstellung der Beweglichkeit der Lendenwirbelsäule. Besonders hilfreich ist der KIEBITZ für Menschen, die Schwierigkeiten beim Hinsetzen und Aufstehen haben.

Bewegungsebene: Bewegung des Körpers auf der Sagittalebene beim Aufstehen und Hinsetzen.

Besondere Hinweise

Die Bewegungen müssen langsam und flüssig sein. Stützen Sie sich beim Aufstehen und Hinsetzen mit den Händen auf den Oberschenkeln ab. Spreizen Sie die Beine etwas, damit Sie einen sicheren Stand haben. Achten Sie besonders auf die korrekte Koordinierung der Atmungsphasen mit den entsprechenden Bewegungen, das heißt, nur beim Ausatmen hinsetzen und nur beim Einatmen aufstehen.

TEST vor Ausführung der Selbstbehandlung KIEBITZ

Ausgangsstellung beim Test: Aufrecht, aber nicht steif vor einem Stuhl mit harter Fläche stehen.

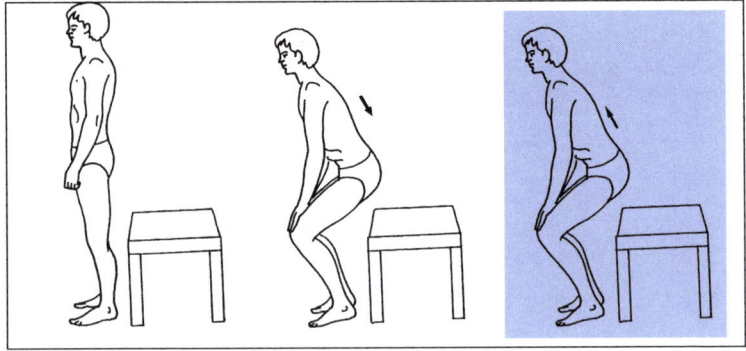

- Versuchen Sie, sich langsam zu setzen (weiße Figur).
- Versuchen Sie nun, langsam aufzustehen (blaue Figur).

Testergebnis A

Wenn Sie beim *Hinsetzen* (weiße Figur) Unbehagen oder Schmerzen verspüren, oder wenn dabei Ihre bereits bestehenden Schmerzen zunehmen, führen Sie die Selbstbehandlung folgendermaßen aus:

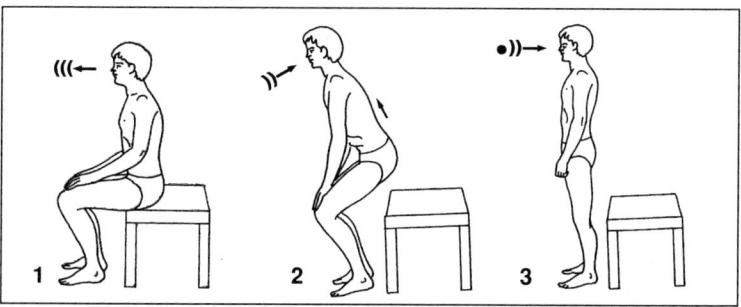

1. Ausgangsstellung: Sitzen Sie aufrecht, aber nicht steif auf einem Stuhl mit harter Fläche. Atmen Sie aus (Bauch rein).
2. *Während* Sie einatmen (Bauch raus), stehen Sie langsam auf. Nehmen Sie soviel Ihres Körpergewichts wie möglich in die Schultern, indem Sie sich mit den Armen auf den Schenkeln abstützen.
3. Machen Sie im Stehen eine Pause von 5 Sekunden mit gefüllter Lunge.

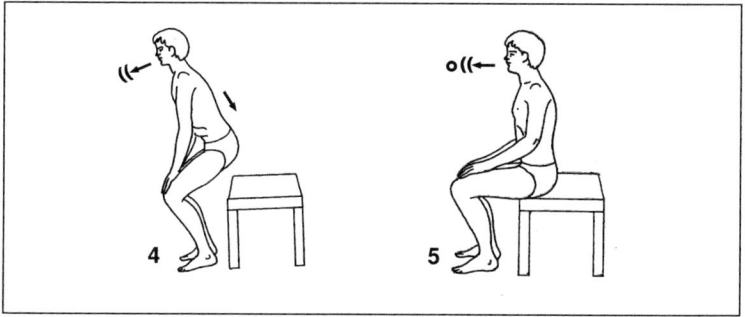

4. *Während* Sie vollkommen ausatmen (Bauch rein), setzen Sie sich langsam hin, indem Sie das Körpergewicht wieder mit den Armen auf den Oberschenkeln abstützen.
5. Machen Sie eine Pause von 5 Sekunden mit leerer Lunge.
Wiederholen Sie den Vorgang (Abb. 1–5) insgesamt fünfmal.
DIE SELBSTBEHANDLUNG IST BEENDET.

Testergebnis B

Wenn Ihre Schmerzen oder Beschwerden beim *Aufstehen* (blaue Figur) auftreten oder sich verschlimmern, führen Sie die Selbstbehandlung wie folgt aus:

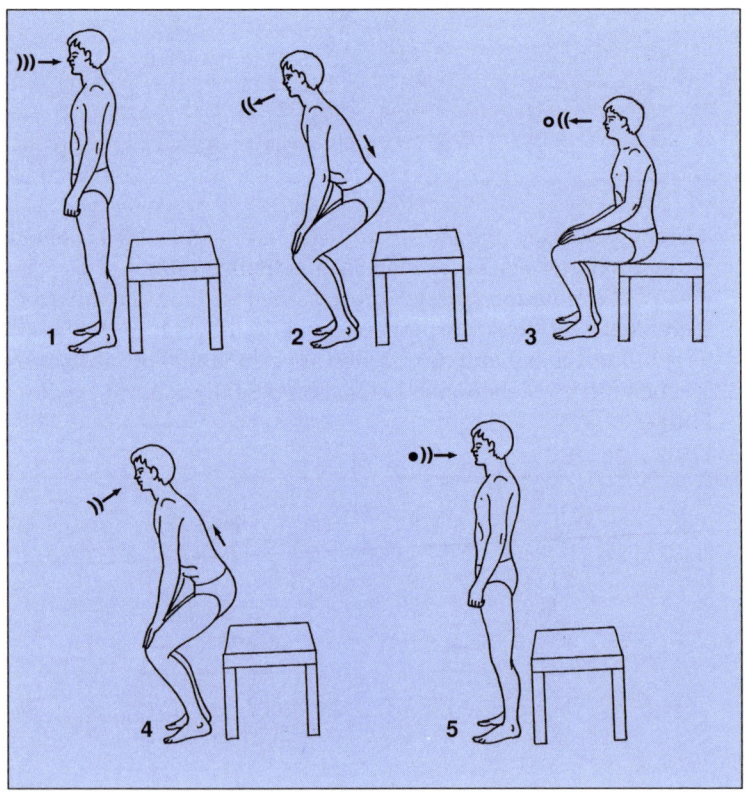

1. Ausgangsstellung: Aufrecht, aber nicht steif stehen. Atmen Sie ein (Bauch raus).
2. *Während* Sie vollkommen ausatmen (Bauch rein), setzen Sie sich langsam hin, indem Sie das Körpergewicht soweit wie möglich mit den Armen auf den Oberschenkeln abstützen.
3. Machen Sie im Sitzen eine Pause von 5 Sekunden mit leerer Lunge.
4. *Während* Sie einatmen (Bauch raus), stehen Sie langsam auf und stützen sich dabei wieder mit den Armen auf den Oberschenkeln ab.
5. Machen Sie im Stehen eine 5-Sekunden-Pause mit voller Lunge.

Wiederholen Sie den Vorgang (Abb.1–5) insgesamt fünfmal.

DIE SELBSTBEHANDLUNG IST BEENDET.

Der KIEBITZ zur Nachsorge

Wenn es Ihnen wieder gutgeht und Ihre Beschwerden vollkommen verschwunden sind, sollten Sie vermeiden, daß die alten wieder auftauchen oder sich neue einstellen. Machen Sie den KIEBITZ zwei- bis dreimal pro Woche, indem Sie entweder die weißen oder blauen Figuren befolgen, entsprechend jener, die Sie zur Selbstbehandlung angewendet haben.

Der KIEBITZ als Prophylaxe

Machen Sie sich das Hinsetzen und Aufstehen mit den Atemphasen, wie im KIEBITZ gezeigt, zur Angewohnheit, denn schon das ist Prophylaxe. Die Wirbelsäule wird dadurch entlastet, was natürlich immer günstig ist.

Sumpfohreule — Selbstbehandlung Nr. 4602

Die SUMPFOHREULE hilft bei Beschwerden der gesamten Wirbelsäule. Sie wirkt besonders gut bei Schmerzen in der Lendenwirbelsäule, im Becken und im Übergang von der Lendenwirbelsäule zum Kreuzbein. Die gesamte Wirbelsäule wird beweglicher, mögliche Blockierungen und Muskelverspannungen werden beseitigt.
Bewegungsebene: Bewegung der Beine auf der Sagittalebene im Liegen.

Besondere Hinweise

Diese Selbstbehandlung erfordert keinen besonderen Test. Wichtig ist nur, daß Ihnen die erforderliche Stellung weder Unbehagen noch Beschwerden verursacht.

Diese Selbstbehandlung wird am besten auf dem Boden durchgeführt oder zumindest auf einer harten Fläche. Kopf und Schultern dürfen sich während der gesamten Selbstbehandlung *nicht* von der Fläche abheben.

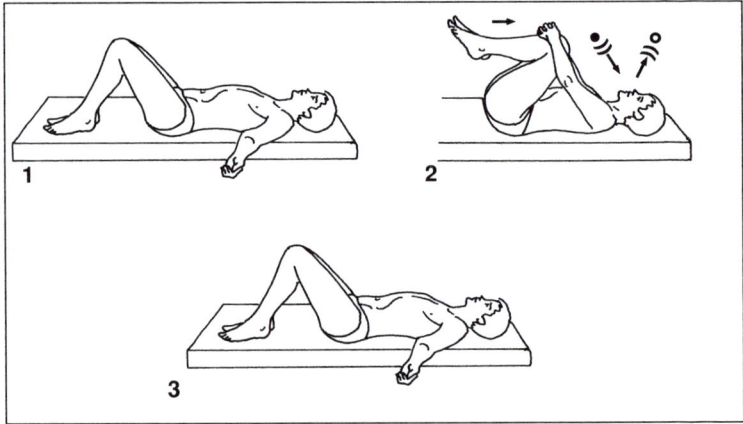

1. Ausgangsstellung: Legen Sie sich auf den Rücken, und winkeln Sie die Beine soweit wie möglich an, ohne die Füße vom Boden abzuheben. Dabei liegen die Füße möglichst nah am Gesäß.

2. Winkeln Sie nun die Beine weiter an, heben Sie sie vom Boden ab, und umfassen Sie die Knie mit den Händen. Halten Sie diese Stellung, achten Sie darauf, daß Kopf und Schultern aufliegen und Sie möglichst entspannt sind.
Führen Sie 5 komplette Zilgrei-Atmungszyklen durch: Einatmen – 5 Sekunden Pause, ausatmen – 5 Sekunden Pause, insgesamt fünfmal wiederholen.
3. Nach Abschluß der 5 Atmungszyklen kehren Sie langsam in die Ausgangsstellung zurück, und strecken Sie dann die Beine langsam aus.

DIE SELBSTBEHANDLUNG IST BEENDET.

Die SUMPFOHREULE zur Nachsorge und als Prophylaxe

Als Prophylaxe und zur Erhaltung Ihres wiedergewonnenen Gesundheitszustandes führen Sie die Selbstbehandlung zwei- bis dreimal pro Woche aus.

Krähe — Selbstbehandlung Nr. 13

Diese Selbstbehandlung wirkt auf die gesamte Wirbelsäule, insbesondere auf die Lendenwirbelsäule. Sie hilft gegen Kreuz-, Lenden- und Beckenschmerzen, gegen Ischias und Hexenschuß, Diskopathie, Arthrose im Lendenbereich, Schmerzen in den Ileosakralgelenken und bei Steifheit in der gesamten Wirbelsäule.

Tägliche Anwendung als Prophylaxe stärkt die Bauchmuskulatur, regt die Darmtätigkeit und Verdauung an und verleiht dem gesamten Organismus ein Gefühl von Vitalität und Spannkraft.

Bewegungsebene: Nach oben und nach unten Durchdrücken des Kreuzes auf der Sagittalebene.

Besondere Hinweise

Die Selbstbehandlung wird im Vierfüßlerstand ausgeführt. Oberschenkel und Arme befinden sich möglichst im rechten Winkel zum Boden. Die Bewegungen müssen sanft und flüssig sein und dürfen nur mit den angegebenen Atmungsphasen koordiniert werden. Der gesamte Vorgang muß so entspannt wie möglich sein.

TEST vor Ausübung der Selbstbehandlung KRÄHE

Ausgangsstellung für den Test: Im Vierfüßlerstand, Beine und Arme rechtwinklig zum Boden, Knie leicht geöffnet, Hände flach auf dem Boden aufliegend.

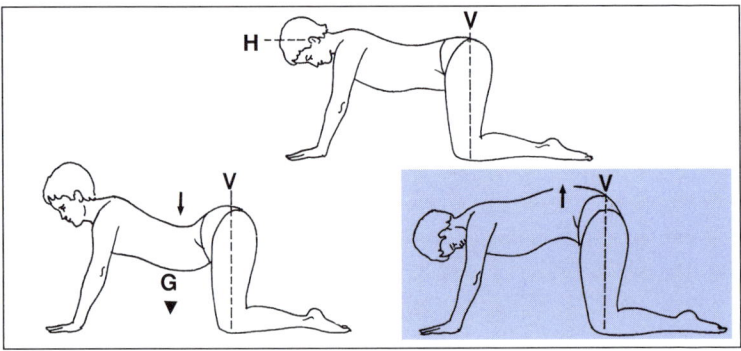

- Sanft und entspannt ein Hohlkreuz machen (weiße Figur).
- In die neutrale Stellung zurückkehren.
- Sanft und entspannt einen Katzenbuckel machen (blaue Figur).

Testergebnis A

Wenn Sie beim Hohlkreuz (weiße Figur) Unbehagen oder Schmerzen verspüren, wenn sich Ihre vorhandenen Schmerzen dabei verschlimmern oder diese Bewegung stark eingeschränkt ist, führen Sie die Selbstbehandlung folgendermaßen aus:

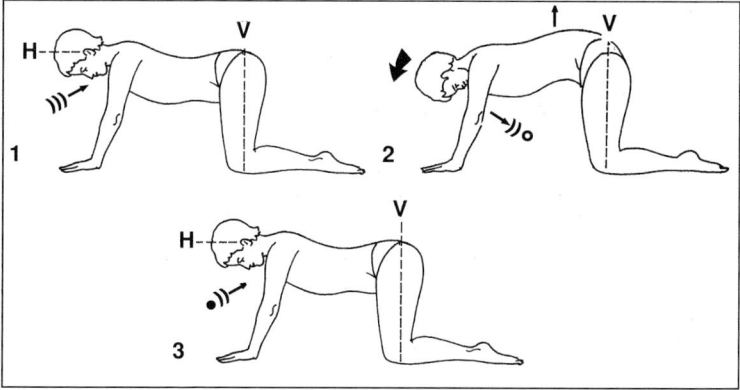

1. Ausgangsstellung: Im Vierfüßlerstand, Beine und Arme rechtwinklig zum Boden, Kopf in einer Linie mit dem Rücken. Atmen Sie ein (Bauch raus).
2. *Während* Sie vollkommen ausatmen (Bauch rein), machen Sie einen Katzenbuckel und lassen den Kopf locker nach unten fallen. (Es ist wichtig, daß der Kopf locker hängt und nicht durch die Nackenmuskeln festgehalten wird.) Machen Sie in dieser Stellung eine Pause von 5 Sekunden mit leerer Lunge.
3. *Während* Sie langsam einatmen (Bauch raus), gehen Sie mit dem Kreuz und dem Kopf in die Ausgangsstellung zurück; machen Sie in dieser Stellung eine Pause von 5 Sekunden mit voller Lunge.

Wiederholen Sie den Vorgang (Abb. 2 und 3) insgesamt fünfmal.
DIE SELBSTBEHANDLUNG IST BEENDET.

Testergebnis B

Wenn sich Ihre Beschwerden beim *Katzenbuckel* (blaue Figur) einstellen oder verschlimmern, wenn Sie dabei Unbehagen empfinden oder die Bewegung stark eingeschränkt ist, führen Sie die Selbstbehandlung folgendermaßen aus:

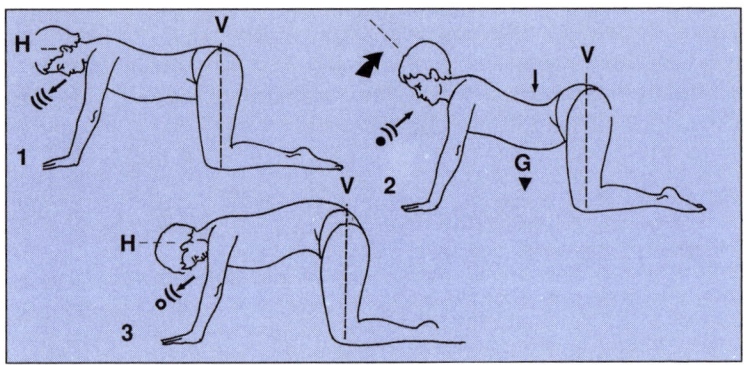

1. Ausgangsstellung: Im Vierfüßlerstand, Arme und Oberschenkel rechtwinklig zum Boden, Kopf in einer Linie mit dem Rücken. Atmen Sie aus (Bauch rein).
2. *Während* Sie langsam einatmen (Bauch raus), gehen Sie sanft ins Hohlkreuz und gleichzeitig mit dem Kopf nach hinten. Machen Sie in dieser Stellung mit voller Lunge eine Pause von 5 Sekunden.
3. *Während* Sie vollkommen ausatmen (Bauch rein), kehren Sie langsam in die Ausgangsstellung zurück und machen nun in dieser Stellung eine Pause von 5 Sekunden mit leerer Lunge.

Wiederholen Sie den Vorgang (Abb. 2 und 3) insgesamt fünfmal.
DIE SELBSTBEHANDLUNG IST BEENDET.

Die KRÄHE zur Nachsorge

Zur Erhaltung Ihres wiedergewonnenen Gesundheitszustandes wenden Sie die KRÄHE zwei- bis dreimal pro Woche an. Wählen Sie die nachfolgende Anwendungsform A, wenn Sie zur Selbstbehandlung die weißen Figuren, und die Anwendungsform B, wenn Sie zuvor die blauen Figuren befolgt haben.

Anwendungsform A

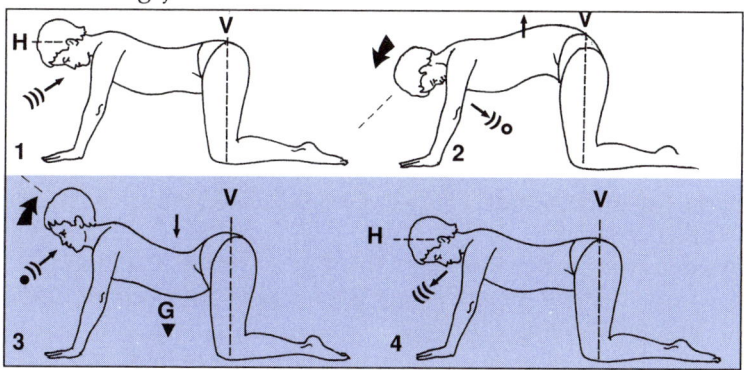

1. Ausgangsstellung. Atmen Sie ein (Bauch raus).
2. *Während* Sie vollkommen ausatmen (Bauch rein), machen Sie einen Katzenbuckel und lassen *gleichzeitig* den Kopf sanft nach unten fallen, ohne ihn mit den Nackenmuskeln festzuhalten. Machen Sie eine Pause von 5 Sekunden mit leerer Lunge.
3. *Während* Sie langsam einatmen (Bauch raus), gehen Sie langsam und sanft ins Hohlkreuz und strecken *gleichzeitig* den Kopf nach hinten. Halten Sie die Luft 5 Sekunden lang an.
Wiederholen Sie den Vorgang (Abb. 2 und 3) insgesamt fünfmal.
4. Zum Abschluß, während Sie ausatmen (Bauch rein), kehren Sie in die Ausgangsstellung zurück.

Anwendungsform B

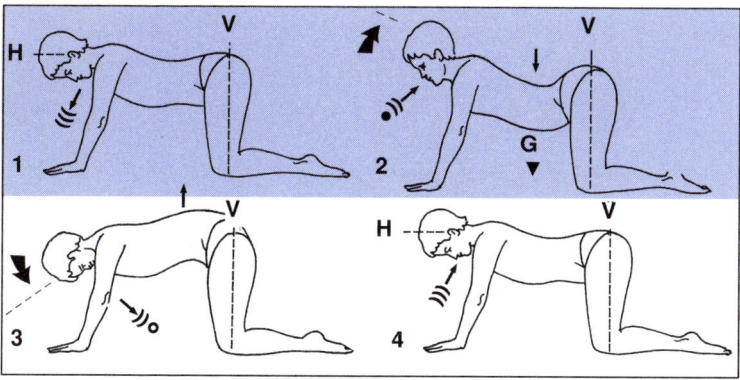

1. Ausgangsstellung. Atmen Sie aus (Bauch rein).
2. *Während* Sie langsam einatmen (Bauch raus), gehen Sie sanft ins Hohlkreuz und *gleichzeitig* mit dem Kopf nach hinten. Halten Sie die Luft 5 Sekunden lang an.
3. *Während* Sie vollkommen ausatmen (Bauch rein), machen Sie einen Katzenbuckel und lassen *gleichzeitig* den Kopf sanft und entspannt nach unten fallen, ohne ihn mit der Nackenmuskulatur festzuhalten. Machen Sie die 5-Sekunden-Pause mit leerer Lunge.

Wiederholen Sie den Vorgang (Abb. 2 und 3) insgesamt fünfmal.

4. Zum Abschluß atmen Sie ein (Bauch raus) und kehren in die Ausgangsstellung zurück.

Die KRÄHE als Prophylaxe

Halten Sie sich beweglich und Ihre Rückenmuskulatur und Wirbelsäule im Lot, indem Sie die KRÄHE zwei- oder dreimal wöchentlich ausführen. Befolgen Sie dabei Anwendungsform A oder B, je nachdem, welche Ihnen angenehmer ist.

Wiesenweihe — Selbstbehandlung Nr. 2434

Die Selbstbehandlung WIESENWEIHE wirkt hauptsächlich auf den unteren Abschnitt der Brustwirbel- und auf die Lendenwirbelsäule. Sie hilft bei Hexenschuß und Diskopathie sowie bei Bewegungseinschränkung beim seitlichen Neigen des Oberkörpers.

Bewegungsebene: Seitliches Neigen des Oberkörpers auf der Frontalebene.

Besondere Hinweise

Die seitliche Neigung geht von der Taille aus, das Gesäß darf sich dabei nicht von der Sitzfläche abheben. Der Kopf kippt nicht seitlich weg, sondern bewegt sich nur mit dem Schultergürtel, das heißt, das Kinn bleibt über dem Brustbein.

TEST vor Ausführung der Selbstbehandlung
WIESENWEIHE

Ausgangsstellung für den Test: Auf einer geraden, harten, nicht zu hohen Sitzfläche sitzen; die Oberschenkel befinden sich parallel zum Boden. Füße fest auf dem Boden, Knie leicht gespreizt, Arme locker über der Brust gekreuzt.

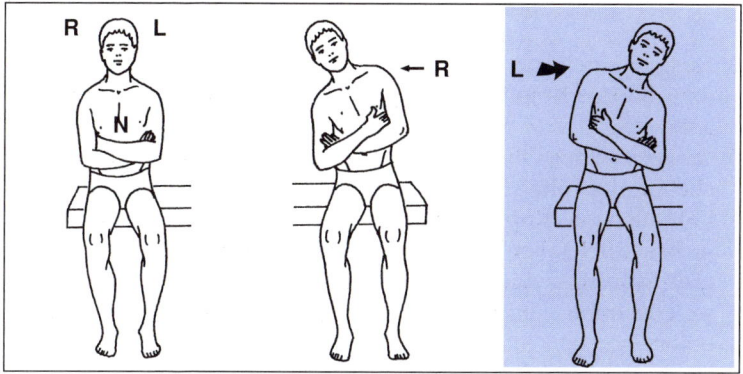

- Neigen Sie den Oberkörper langsam nach rechts (weiße Figur).
- Kehren Sie in die Ausgangsstellung zurück.
- Neigen Sie den Oberkörper langsam nach links (blaue Figur).

Testergebnis A

Wenn Ihnen das Neigen des Oberkörpers nach *rechts* (weiße Figur) Unbehagen oder Schmerzen verursacht, oder bereits bestehende Beschwerden verschlimmert bzw. wenn die Bewegung im Vergleich zur Gegenseite eingeschränkt ist, führen Sie die Selbstbehandlung folgendermaßen aus:

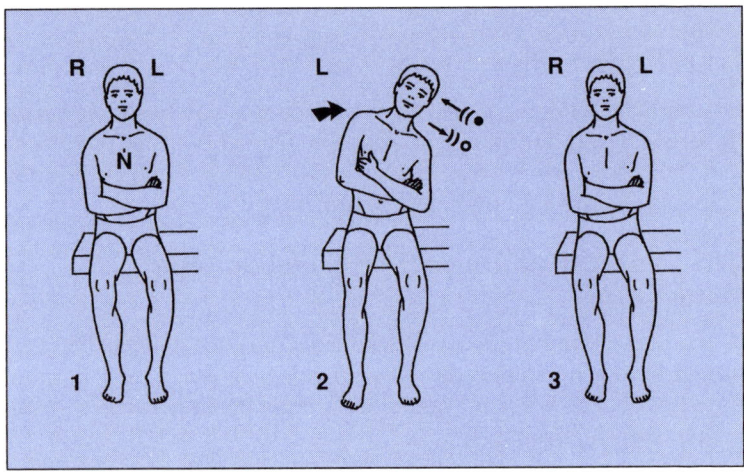

1. Ausgangsstellung: Aufrecht, aber entspannt sitzen, Füße fest auf dem Boden, Knie leicht gespreizt, Arme locker über der Brust gekreuzt.
2. Neigen Sie den Oberkörper langsam nach *links* bis an die mögliche Grenze, ohne zu forcieren. Aufpassen, bleiben Sie auf der Frontalebene! Kopf entspannt über dem Brustbein halten und nicht seitlich fallenlassen. In dieser Stellung verharren und 5 Zilgrei-Atmungszyklen durchführen: Einatmen – 5 Sekunden Pause, ausatmen – 5 Sekunden Pause, insgesamt fünfmal wiederholen.
3. Nach Abschluß der 5 Atmungszyklen kehren Sie langsam in die Ausgangsstellung zurück.

Die Selbstbehandlung ist beendet.

Testergebnis B

Wenn Ihre Beschwerden beim Neigen des Oberkörpers nach *links* (blaue Figur) auftreten oder sich dabei verschlimmern bzw. wenn diese Bewegung im Vergleich zur Gegenseite eingeschränkt ist, führen Sie die Selbstbehandlung wie folgt aus:

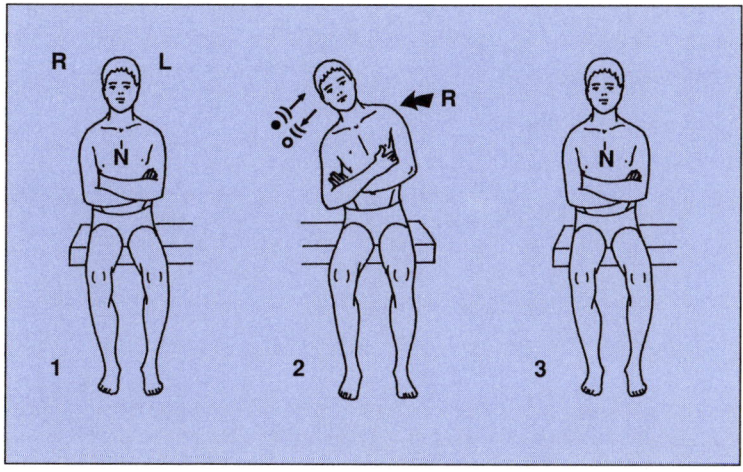

1. Ausgangsstellung: Aufrecht, aber entspannt sitzen, Füße fest auf dem Boden, Knie leicht gespreizt, Arme locker über der Brust gekreuzt.
2. Neigen Sie den Oberkörper langsam nach *rechts* bis an die mögliche Bewegungsgrenze. Bleiben Sie auf der Frontalebene, das heißt, drehen Sie den Körper nicht gleichzeitig oder lehnen Sie sich nicht nach vorn oder hinten. Kopf muß gerade über dem Brustbein bleiben. In dieser Stellung verharren und 5 Zilgrei-Atmungszyklen durchführen: Einatmen – 5 Sekunden Pause, ausatmen – 5 Sekunden Pause, insgesamt fünfmal wiederholen.
3. Nach Abschluß der 5 Atmungszyklen kehren Sie langsam in die Ausgangsstellung zurück.

DIE SELBSTBEHANDLUNG IST BEENDET.

Die WIESENWEIHE zur Nachsorge

Sobald Ihr Gesundheitszustand wieder normal ist, das heißt, wenn Ihre Beschwerden verschwunden sind, sollten Sie ein Nachsorgeprogramm befolgen. Zu diesem Zweck wird die WIESENWEIHE zwei- bis dreimal pro Woche durchgeführt, und zwar indem Sie Anwendungsform A ausführen, wenn Sie zur Selbstbehandlung die weißen Figuren, und B, wenn Sie zuvor die blauen Figuren befolgt haben.

Anwendungsform A

1. Ausgangsstellung.

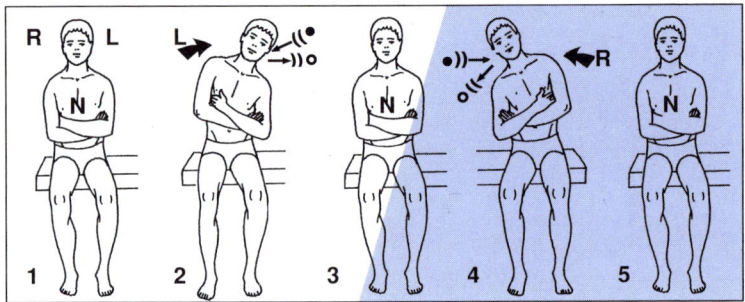

2. Neigen Sie den Oberkörper langsam nach *links* bis an die mögliche Bewegungsgrenze, ohne zu forcieren. In dieser Stellung verharren und 5 Zilgrei-Atmungszyklen durchführen: Einatmen – 5 Sekunden Pause, ausatmen – 5 Sekunden Pause, insgesamt fünfmal wiederholen.
3. Nach Abschluß der 5 Atmungszyklen kehren Sie langsam in die Ausgangsstellung zurück.
4. Neigen Sie nun den Oberkörper langsam nach *rechts* bis an die mögliche Bewegungsgrenze, ohne zu forcieren. In dieser Stellung verharren und 5 Zilgrei-Atmungszyklen durchführen: Einatmen – 5 Sekunden Pause, ausatmen – 5 Sekunden Pause, insgesamt fünfmal wiederholen.
5. Nach Abschluß der 5 Atmungszyklen kehren Sie langsam in die Ausgangsstellung zurück.

Anwendungsform B

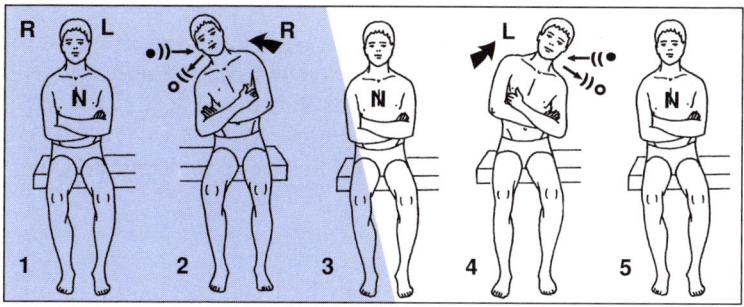

1. Ausgangsstellung.
2. Neigen Sie den Oberkörper langsam nach *rechts* bis an die mögliche Bewegungsgrenze, ohne zu forcieren. In dieser Stellung verharren und 5 Zilgrei-Atmungszyklen durchführen: Einatmen – 5 Sekunden Pause, ausatmen – 5 Sekunden Pause, insgesamt fünfmal wiederholen.
3. Nach Abschluß der 5 Atmungszyklen kehren Sie langsam in die Ausgangsstellung zurück.
4. Neigen Sie nun den Oberkörper langsam nach *links* bis an die mögliche Bewegungsgrenze, ohne zu forcieren. In dieser Stellung verharren und 5 Zilgrei-Atmungszyklen durchführen: Einatmen – 5 Sekunden Pause, ausatmen – 5 Sekunden Pause, insgesamt fünfmal wiederholen.
5. Nach Abschluß der 5 Atmungszyklen kehren Sie langsam in die Ausgangsstellung zurück.

Die WIESENWEIHE als Prophylaxe

Damit die Wirbelsäule geschmeidig und beweglich bleibt, muß sie auf allen drei Bewegungsebenen behandelt werden. Führen Sie deshalb die WIESENWEIHE zwei- oder dreimal pro Woche aus, damit auch die Frontalebene nicht zu kurz kommt. Wählen sie Anwendungsform A oder B, je nachdem, welche Ihnen angenehmer ist.

Ortolan *Selbstbehandlung Nr. 913*

Die Selbstbehandlung ORTOLAN dient der Linderung und Beseitigung von Schmerzen und Beschwerden im Kreuz-/Lendenbereich und im Becken; sie wirkt außerdem sehr gut bei Ischias sowie im Bereich der Ileosakralgelenke.
Bewegungsebene: Hängenlassen des Beins auf der Sagittalebene.

Besondere Hinweise

Die Liegefläche muß einigermaßen hart sein und hoch genug, damit das Bein frei hängt und nicht den Boden berührt. Achten Sie darauf, daß das Bein mitsamt dem Oberschenkel hängt und keinesfalls nur ab dem Knie. Kopf, Nacken und Oberkörper müssen während der gesamten Anwendung entspannt bleiben. Der ORTOLAN wird höchstens einmal am Tag ausgeführt.

Unsere Beobachtungen haben ergeben, daß für die meisten Rechtshänder die Selbstbehandlung ORTOLAN gemäß den blauen Figuren angezeigt ist, das heißt, das rechte Bein wird hängengelassen.

TEST vor Ausführung der Selbstbehandlung ORTOLAN

Ausgangsstellung: In Rückenlage auf einer einigermaßen harten Liegefläche.

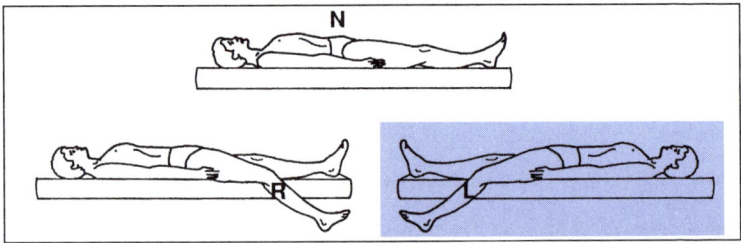

- Rutschen Sie soweit wie möglich an den rechten Rand der Liege. Lassen Sie langsam das *rechte* Bein ab dem Oberschenkel (weiße Figur) heruntergleiten.

- Kehren Sie in die Ausgangsstellung zurück.
- Rutschen Sie jetzt soweit wie möglich an den linken Rand der Liege. Lassen Sie langsam das *linke* Bein ab dem Oberschenkel (blaue Figur) heruntergleiten.

Testergebnis A

Wenn Ihre Beschwerden beim Fallenlassen des *rechten* Beins (weiße Figur) auftreten oder sich verschlimmern, führen Sie die Selbstbehandlung folgendermaßen aus:

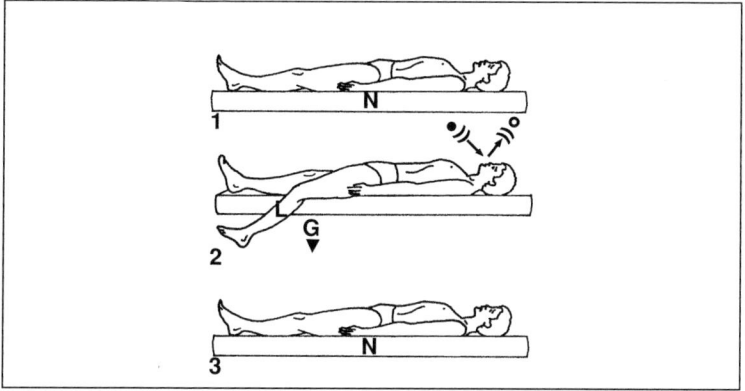

1. Ausgangsstellung: In Rückenlage, soweit wie möglich am linken Rand der Liegefläche.
2. Lassen Sie langsam das *linke* Bein ab Oberschenkel heruntergleiten. Halten Sie das Bein nicht, sondern lassen Sie es locker hängen und nur die Schwerkraft wirken. In dieser Stellung verharren und 5 Zilgrei-Atmungszyklen durchführen: Einatmen – 5 Sekunden Pause, ausatmen – 5 Sekunden Pause, insgesamt fünfmal wiederholen.
3. Nach Abschluß der 5 Atmungszyklen kehren Sie in die Ausgangsstellung zurück.

DIE SELBSTBEHANDLUNG IST BEENDET.

Testergebnis B

Wenn sich beim Heruntergleiten des *linken* Beins (blaue Figur) Beschwerden einstellen oder bestehende Schmerzen verschlimmern, führen Sie die Selbstbehandlung wie folgt aus:

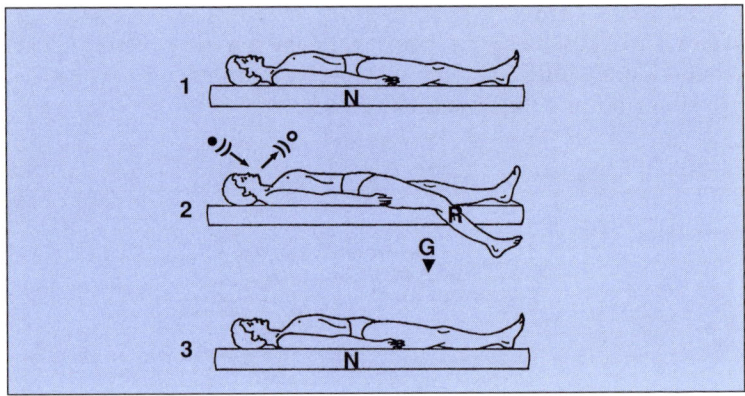

1. Ausgangsstellung: In Rückenlage, soweit wie möglich am rechten Rand einer einigermaßen harten Liege.
2. Lassen Sie langsam das *rechte* Bein ab Oberschenkel heruntergleiten. Das Bein locker hängenlassen, nicht halten, sondern nur die Schwerkraft wirken lassen. In dieser Stellung verharren und 5 Zilgrei-Atmungszyklen durchführen: Einatmen – 5 Sekunden Pause, ausatmen – 5 Sekunden Pause, insgesamt fünfmal wiederholen.
3. Nach Abschluß der 5 Atmungszyklen kehren Sie langsam in die Ausgangsstellung zurück.
DIE SELBSTBEHANDLUNG IST BEENDET.

Der ORTOLAN zur Nachsorge

Zur Beibehaltung Ihres wiedergewonnenen Gesundheitszustandes und zur Vorbeugung gegen alte und neue Beschwerden führen Sie den ORTOLAN einmal pro Woche aus. Testen Sie zuerst, welche Anwendungsform Ihnen am angenehmsten ist, die der weißen oder die der blauen Figuren, und führen Sie sie entsprechend aus.

Blaukehlchen
Selbstbehandlung Nr. 61

Diese Selbstbehandlung wirkt auf die gesamte Wirbelsäule; sie macht sie beweglicher und weniger steif.

Entsprechend wird sie angewendet, um Beschwerden im Hals-, Brust- und Lendenwirbelbereich zu behandeln.

Das BLAUKEHLCHEN hilft bei Ischialgien, Lumbago, Diskopathie, Arthrose im Hals- und Lendenwirbelbereich.

Des weiteren empfehlen wir die Anwendung des BLAUKEHLCHENS alle zwei Stunden bei Auftreten der ersten Symptome von Erkältung oder Grippe; häufig wird dadurch die Erkrankung stark gelindert oder sogar abgewendet.

Auch hat sich diese Selbstbehandlung als hervorragende Vorbereitung auf schwere oder anstrengende Arbeiten erwiesen.

Die Anwendungshäufigkeit kann dann individuell gestaltet werden.

Bewegungsebene: Beugen und Strecken von Oberkörper und Kopf nach vorn und hinten auf der Sagittalebene.

Besondere Hinweise

Die Bewegungen müssen flüssig und dürfen nicht ruckartig sein. Übertreiben Sie auf keinen Fall die Bewegungen nach vorn und hinten, da dadurch die Wirkung dieser Selbstbehandlung verlorengeht.

Die Arme hängen locker und verändern ihre Stellung nur durch das sanfte Vor- und Rückwärtspendeln des Oberkörpers. Die Atmung ist sehr ruhig, und die Atmungsphasen müssen wie angegeben mit den Bewegungen koordiniert werden.

TEST vor Anwendung der Selbstbehandlung
BLAUKEHLCHEN

Ausgangsstellung für den Test: Barfuß, aufrecht, aber entspannt stehen, die Beine leicht gespreizt.

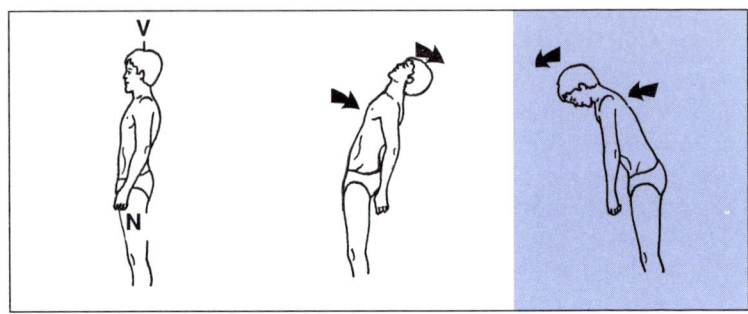

- Langsam den Oberkörper nach hinten strecken (weiße Figur).
- In die Ausgangsstellung zurückkehren.
- Oberkörper und Kopf langsam etwa 15 Grad nach vorn beugen (blaue Figur).

Testergebnis A

Wenn beim Strecken nach *hinten* (weiße Figur) Unbehagen oder Schmerzen auftreten oder sich verschlimmern, oder wenn diese Bewegung eingeschränkt ist, führen Sie die Selbstbehandlung wie folgt durch:

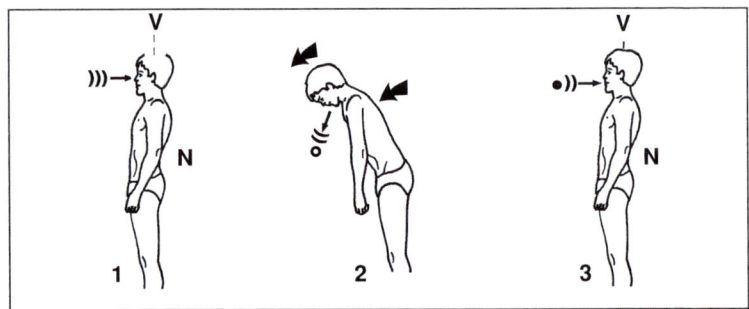

1. Ausgangsstellung: Barfuß, aufrecht und entspannt, mit leicht gespreizten Beinen stehen. Einatmen (Bauch raus).
2. *Während* Sie vollkommen ausatmen (Bauch rein), beugen Sie Kopf und Oberkörper leicht nach vorn, ohne zu übertreiben. Verharren Sie 5 Sekunden mit entleerter Lunge.

3. *Während* Sie langsam einatmen (Bauch raus), kehren Sie in die Ausgangsstellung zurück und machen eine 5-Sekunden-Pause mit voller Lunge.

Wiederholen Sie den Vorgang (Abb. 2 und 3) insgesamt fünfmal.

DIE SELBSTBEHANDLUNG IST BEENDET.

Testergebnis B

Wenn Ihre Beschwerden sich beim Beugen nach *vorn* (blaue Figur) einstellen oder verschlimmern, oder wenn diese Bewegung beschwerlich ist, führen Sie die Selbstbehandlung wie folgt aus:

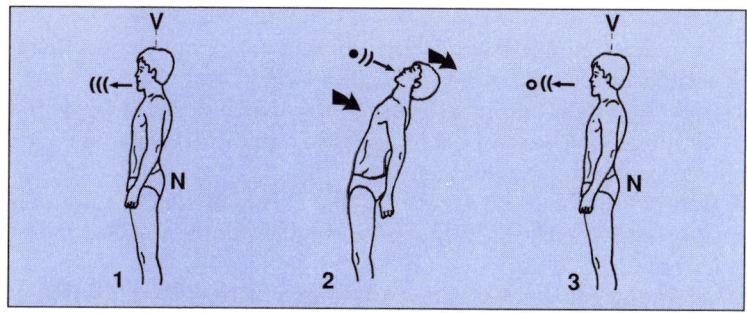

1. Ausgangsstellung: Barfuß, aufrecht und entspannt stehen, die Beine leicht gespreizt. Ausatmen (Bauch raus).
2. *Während* Sie langsam einatmen (Bauch raus), strecken Sie den Oberkörper leicht nach hinten, ohne zu forcieren. Machen Sie eine 5-Sekunden-Pause mit voller Lunge.
3. *Während* Sie vollkommen ausatmen (Bauch rein), kehren Sie in die Ausgangsstellung zurück und machen eine 5-Sekunden-Pause mit leerer Lunge.

Wiederholen Sie den Vorgang (Abb. 2 und 3) insgesamt fünfmal.

DIE SELBSTBEHANDLUNG IST BEENDET.

Das BLAUKEHLCHEN zur Nachsorge

Wenn Ihre Beschwerden ganz verschwunden sind, nehmen Sie das Blaukehlchen in Ihr Nachsorgeprogramm auf. Führen Sie es zwei- oder dreimal pro Woche aus, und wählen Sie Anwendungsform A, wenn Sie zur Selbstbehandlung die weißen Figuren, und B, wenn Sie zuvor die blauen Figuren befolgt haben.

Anwendungsform A

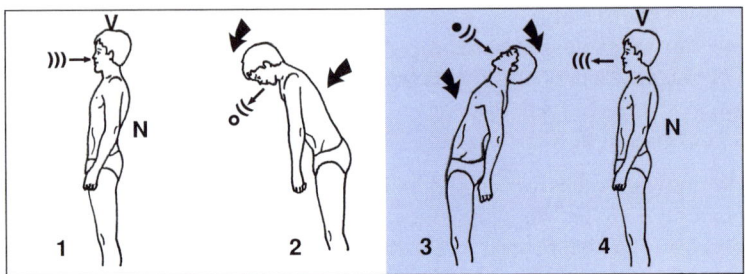

1. Ausgangsstellung: Barfuß, aufrecht und entspannt stehen, Beine leicht gespreizt. Einatmen (Bauch raus).
2. *Während* Sie vollkommen ausatmen (Bauch rein), beugen Sie Kopf und Oberkörper leicht nach vorn und machen eine Pause von 5 Sekunden mit leerer Lunge.
3. *Während* Sie langsam einatmen (Bauch raus), strecken Sie den Oberkörper leicht nach hinten und halten die Luft 5 Sekunden lang an.
Wiederholen Sie den Vorgang (Abb. 2 und 3) insgesamt fünfmal.
4. Beenden Sie die Selbstbehandlung, indem Sie während des Ausatmens in die Ausgangsstellung zurückkehren.

Anwendungsform B

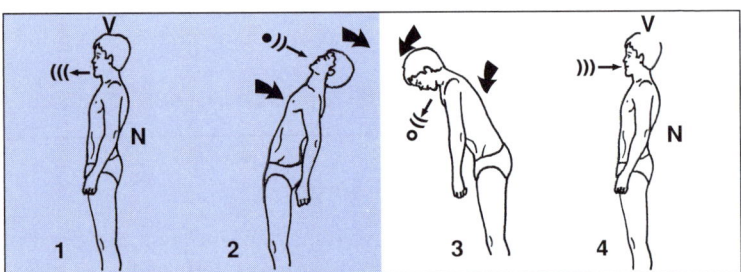

1. Ausgangsstellung: Barfuß, aufrecht, aber nicht steif, und mit leicht gespreizten Beinen stehen. Atmen Sie aus (Bauch rein).

2. *Während* Sie langsam einatmen (Bauch raus), strecken Sie Kopf und Oberkörper leicht nach hinten. Halten Sie die Luft 5 Sekunden lang an.
3. *Während* Sie vollkommen ausatmen (Bauch rein), beugen Sie Kopf und Oberkörper leicht nach vorn und machen die 5-Sekunden-Pause mit leerer Lunge.
Wiederholen Sie den Vorgang (Abb. 2 und 3) insgesamt fünfmal.
4. Schließen Sie die Selbstbehandlung ab, indem Sie während des Einatmens (Bauch raus) in die Ausgangsstellung zurückkehren.

Das BLAUKEHLCHEN als Prophylaxe

Zwei- oder dreimal wöchentlich ausgeübt hilft das BLAUKEHLCHEN, ihre Wirbelsäule beweglich und geschmeidig zu halten, beugt Streßauswirkungen vor und steigert das gute Allgemeinbefinden. Wählen Sie Anwendungsform A oder B, je nachdem, welche Ihnen angenehmer ist.

Tüpfelsumpfhuhn *Selbstbehandlung Nr. 60*

Die Selbstbehandlung TÜPFELSUMPFHUHN wird zur Linderung und Beseitigung von Beschwerden im Lendenbereich der Wirbelsäule, in den Ileosakralgelenken und im Becken eingesetzt. Sie hilft bei Schmerzzuständen im unteren Wirbelsäulenbereich mit und ohne Ausstrahlung in die Beine, bei Ischialgien sowie bei Schmerzen in der Leistengegend und in den Oberschenkeln.

Bewegungsebene: Bewegung der Beine auf der Horizontalebene.

Besondere Hinweise

Am besten führen Sie die Selbstbehandlung auf einem Teppichboden aus. Kopf, Schultern und Arme dürfen sich nicht vom Boden abheben.

TEST vor Ausführung der Selbstbehandlung
TÜPFELSUMPFHUHN

Legen Sie sich flach auf den Boden, und winkeln Sie die Beine soweit wie möglich an, damit die Füße möglichst nahe beim Gesäß sind. Legen Sie die Knöchel aneinander, und lassen Sie nun die Beine locker auseinanderfallen, Die Arme sind seitlich ausgebreitet, damit sie die Beine nicht behindern.

Wenn Ihnen diese Stellung angenehm ist bzw. Erleichterung bringt, führen Sie die Selbstbehandlung folgendermaßen aus:

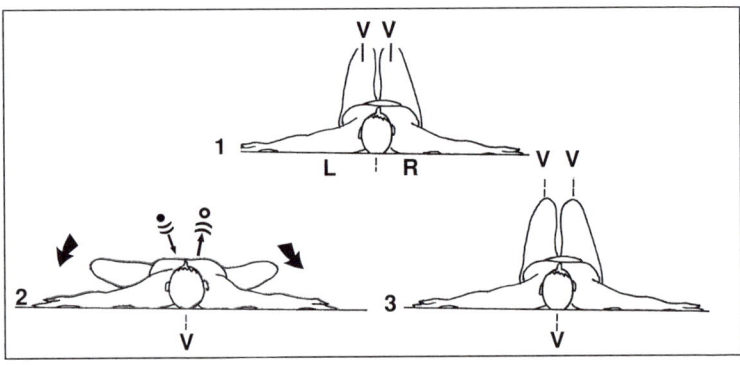

1. Ausgangsstellung: Flach auf dem Boden liegen, Beine angewinkelt, Füße flach auf dem Boden, möglichst nahe beim Gesäß, Fußgelenke berühren sich, Arme sind seitlich ausgebreitet.
2. Lassen Sie die Beine bis an die mögliche Bewegungsgrenze locker seitlich auseinanderfallen, ohne zu forcieren, nur die Schwerkraft wirken lassen. In dieser Stellung verharren und 5 Zilgrei-Atmungszyklen durchführen: Einatmen – 5 Sekunden Pause, ausatmen – 5 Sekunden Pause, insgesamt fünfmal wiederholen.
3. Nach Abschluß der 5 Atmungszyklen kehren Sie langsam in die Ausgangsstellung zurück, und strecken Sie langsam die Beine aus.

DIE SELBSTBEHANDLUNG IST BEENDET.

Das TÜPFELSUMPFHUHN zur Nachsorge und als Prophylaxe

Bauen Sie diese Selbstbehandlung in Ihr Nachsorge- und Prophylaxeprogramm ein, damit Sie Ihren wiedergewonnenen Gesundheitszustand beibehalten. Führen Sie sie zu diesem Zweck ein- oder zweimal pro Woche aus.

Schneefink
Selbstbehandlung Nr. 1018

Die Selbstbehandlung SCHNEEFINK hilft bei Beschwerden und Schmerzen im Kreuz-/Lendenbereich mit Ausstrahlung entlang der Außenseite der Oberschenkel. Sie wirkt ausgezeichnet bei Muskelverspannung in diesen Körperbereichen.
Bewegungsebene: Seitliches Verschieben des Beckens auf der Frontalebene.

Besondere Hinweise

Der Kopf muß beim seitlichen Verschieben des Beckens möglichst über der Körpermitte bleiben, das heißt, daß das Körpergewicht mehr oder weniger gleichmäßig auf beide Füße verteilt bleibt. Die Arme hängen locker und entspannt. Das Bewegungsausmaß ist nicht sehr groß; wenn Sie spüren, daß sich das Körpergewicht von einem Bein auf das andere verlagert, haben Sie die Bewegung bereits übertrieben.

TEST vor Ausführung der Selbstbehandlung
SCHNEEFINK

Ausgangsstellung für den Test: Barfuß, aufrecht, jedoch entspannt stehen, Beine leicht gespreizt.

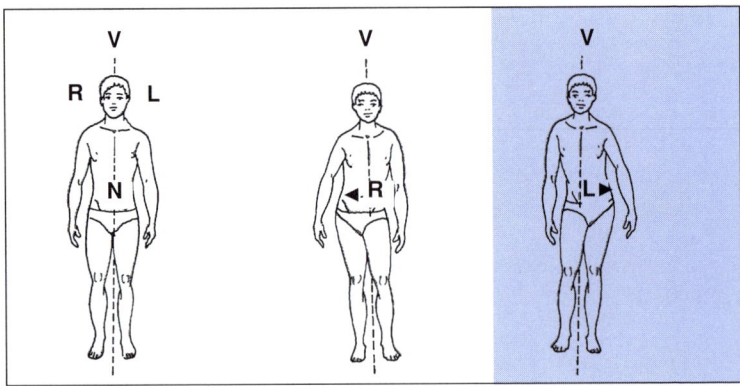

- Schieben Sie das Becken seitlich nach *rechts* (weiße Figur).
- Kehren Sie in die Ausgangsstellung zurück.
- Schieben Sie das Becken seitlich nach *links* (blaue Figur).

Testergebnis A

Wenn Sie beim Verschieben des Beckens nach *rechts* (weiße Figur) Unbehagen oder Schmerzen verspürt haben, oder wenn Ihre bestehenden Schmerzen zugenommen haben, oder wenn diese Bewegung im Vergleich zur Gegenseite eingeschränkt war, führen Sie die Selbstbehandlung folgendermaßen aus:

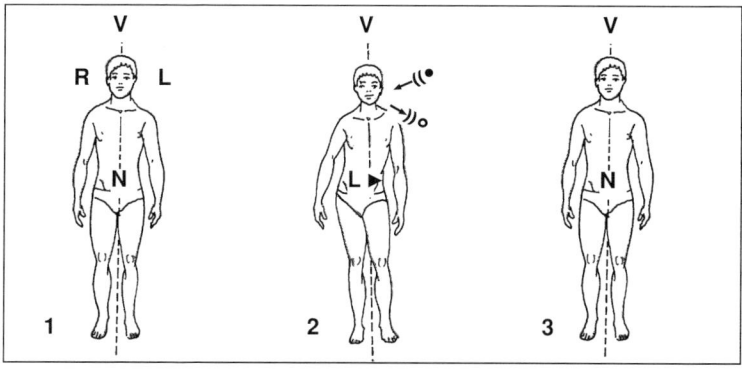

1. Ausgangsstellung: Barfuß, aufrecht, aber nicht steif stehen, die Beine leicht gespreizt, das Gewicht gleichmäßig auf beide Füße verteilt.
2. Schieben Sie das Becken nach *links*. Übertreiben Sie die Bewegung nicht; der Kopf muß über der Körpermitte bleiben! In dieser Stellung verharren und 5 Zilgrei-Atmungszyklen durchführen: Einatmen – 5 Sekunden Pause, ausatmen – 5 Sekunden Pause, insgesamt fünfmal wiederholen.
3. Nach Abschluß der 5 Atmungszyklen kehren Sie in die Ausgangsstellung zurück.

DIE SELBSTBEHANDLUNG IST BEENDET.

Testergebnis B

Wenn Ihnen das Verschieben des Beckens nach *links* (blaue Figur) Beschwerden verursacht, oder wenn Ihre Schmerzen dabei zunehmen oder die Bewegung im Vergleich zur Gegenseite eingeschränkt ist, führen Sie die Selbstbehandlung wie folgt aus:

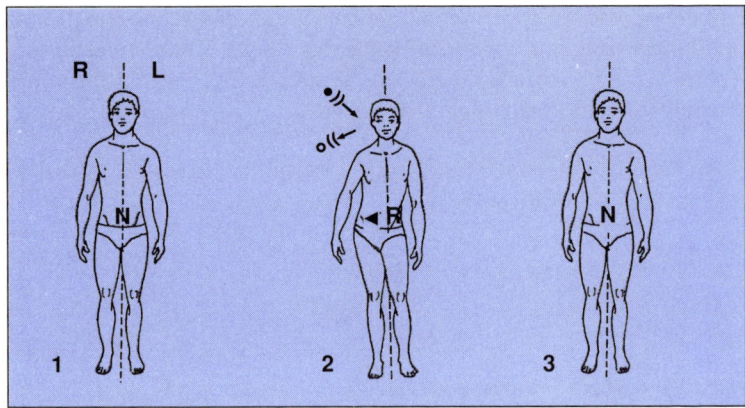

1. Ausgangsstellung: Barfuß, aufrecht und entspannt, mit leicht gespreizten Beinen stehen.
2. Schieben Sie das Becken nach *rechts,* ohne zu forcieren und nur so weit, daß sich der Kopf noch über der Körpermitte befindet. In dieser Stellung verharren und 5 Zilgrei-Atmungszyklen durchführen: Einatmen – 5 Sekunden Pause, ausatmen – 5 Sekunden Pause, insgesamt fünfmal wiederholen.
3. Nach Abschluß der 5 Atmungszyklen kehren Sie in die Ausgangsstellung zurück.
Die Selbstbehandlung ist beendet.

Der Schneefink zur Nachsorge

Führen Sie diese Selbstbehandlung zwei- oder dreimal pro Woche zur Beibehaltung Ihres wiedergewonnenen Gesundheitszustandes aus. Nutzen Sie dabei Anwendungsform A, wenn Sie zur Selbstbehandlung die weißen, und B, wenn Sie die blauen Figuren befolgt haben.

Anwendungsform A

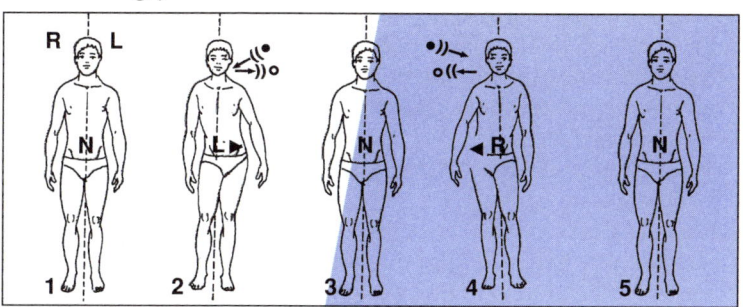

1. Ausgangsstellung: Barfuß, aufrecht und entspannt, mit leicht gespreizten Beinen stehen.
2. Das Becken ohne zu forcieren nach *links* schieben, nur so weit, daß der Kopf sich noch über der Körpermitte befindet. Machen Sie 5 Zilgrei-Atmungszyklen: Einatmen – 5 Sekunden Pause, ausatmen – 5 Sekunden Pause, fünfmal wiederholen.
3. Nach Abschluß der 5 Atmungszyklen kehren Sie in die Ausgangsstellung zurück.
4. Nun schieben Sie das Becken nach *rechts*. Achtung, Kopf über der Körpermitte! Machen Sie 5 Zilgrei-Atmungszyklen: Einatmen – 5 Sekunden Pause, ausatmen – 5 Sekunden Pause, fünfmal wiederholen.
5. Schließen Sie die Selbstbehandlung nach den 5 Atmungszyklen ab, indem Sie in die Ausgangsstellung zurückkehren.

Anwendungsform B

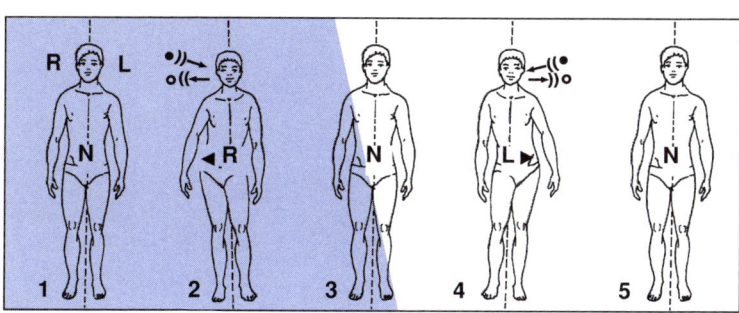

1. Ausgangsstellung: Barfuß, aufrecht und entspannt, mit leicht gespreizten Beinen stehen.
2. Becken nach *rechts* schieben, Kopf in der Körpermitte halten. In dieser Stellung 5 Zilgrei-Atmungszyklen durchführen: Einatmen – 5 Sekunden Pause, ausatmen – 5 Sekunden Pause, fünfmal wiederholen.
3. Nach Abschluß der 5 Atmungszyklen kehren Sie in die Ausgangsstellung zurück.
4. Nun das Becken nach *links* schieben und den Kopf dabei über der Körpermitte halten. 5 Zilgrei-Atmungszyklen durchführen: Einatmen – 5 Sekunden Pause, ausatmen – 5 Sekunden Pause, fünfmal wiederholen.
5. Nach Abschluß der 5 Atmungszyklen in die Ausgangsstellung zurückkehren.

Der SCHNEEFINK als Prophylaxe

Auch wenn das Bewegungsausmaß dieser Selbstbehandlung sehr gering ist, ist die Wirkung sehr durchschlagend, besonders im Bereich zwischen 5. Lendenwirbel und Kreuzbein. Führen Sie sie zwei- oder dreimal pro Woche aus, um diesen Bereich beweglich und ausgewogen zu halten.

Elster

Selbstbehandlung Nr. 18

Die Wirkung dieser Selbstbehandlung erstreckt sich auf die gesamte Wirbelsäule. Sie hilft bei Kreuz- und Lendenschmerzen, mit und ohne Ausstrahlung in die Beine, bei Hexenschuß, Ischias, Diskopathie, Arthrose der Lendenwirbelsäule, bei Beschwerden im Beckenbereich und bei Menstruationsschmerzen.

Die ELSTER eignet sich hervorragend bei täglicher Anwendung zur Steigerung der Wirbelsäulenbeweglichkeit und Anregung der Blutzirkulation. Sie fördert die Spannkraft und sorgt für allgemeines Wohlbefinden. Besonders Menschen, die lange sitzen oder stehen, sollten diese Selbstbehandlung täglich anwenden.

Bewegungsebene: Vor- und Rückwärtsbewegung des Körpers auf der Sagittalebene.

Besondere Hinweise

Bewegen Sie den Körper nur bis an die bequem erreichbare Grenze vorwärts und zurück, forcieren Sie auf keinen Fall. So wirksam diese Selbstbehandlung ist, kann sie doch für einige, besonders ältere Menschen, etwas anstrengend sein. Wenden Sie sie daher nur an, wenn sie Ihnen keine Schwierigkeiten bereitet. Achten Sie darauf, daß Sie die Atmungsphasen mit den Bewegungen nur wie angegeben koordinieren.

TEST vor Ausführung der Selbstbehandlung ELSTER

Ausgangsstellung: Im Vierfüßlerstand, Oberschenkel senkrecht, Knie leicht geöffnet, Unterarme und Hände flach auf dem Boden.

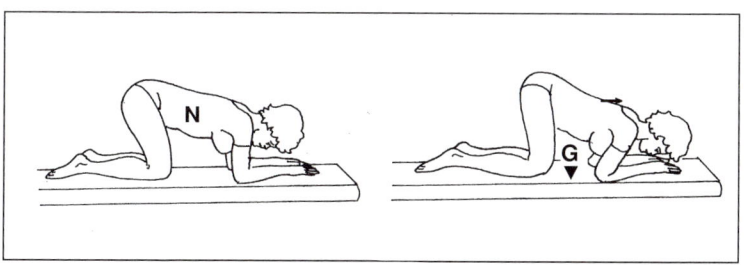

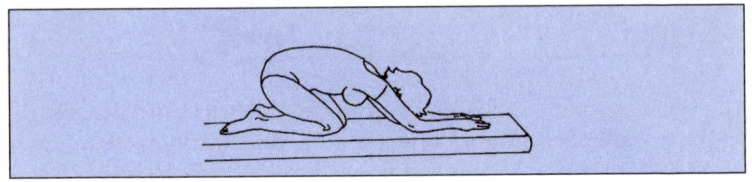

- Schieben Sie langsam den Körper bis an die mögliche Grenze nach vorn (weiße Figur).
- Kehren Sie in die Ausgangsstellung zurück.
- Schieben Sie den Körper so weit wie möglich nach hinten (blaue Figur).

Testergebnis A

Wenn die Bewegung nach *vorn* (weiße Figur) Beschwerden verursacht oder bestehende verschlimmert, oder wenn diese Bewegung eingeschränkt ist, führen Sie die Selbstbehandlung folgendermaßen aus:

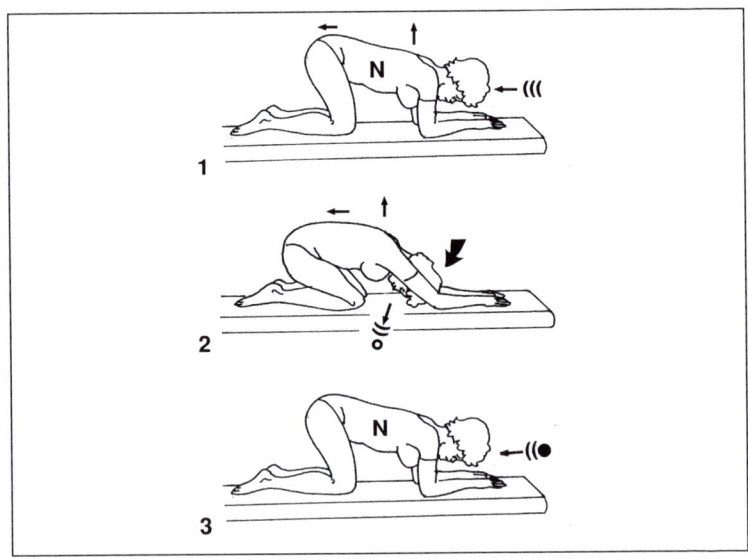

1. Ausgangsstellung: Im Vierfüßlerstand, Beine senkrecht, Unterarme und Hände flach auf dem Boden, Kopf in einer Linie mit dem Körper. Atmen Sie ein (Bauch raus).
2. *Während* Sie vollkommen ausatmen (Bauch rein), schieben Sie den Körper nach hinten, lassen Sie dabei den Kopf locker nach unten sinken, und machen Sie die 5-Sekunden-Pause mit leerer Lunge.
3. *Während* Sie langsam einatmen (Bauch raus), kehren Sie in die Ausgangsstellung zurück und halten die Luft 5 Sekunden lang an.

Wiederholen Sie den Vorgang (Abb. 2 und 3) insgesamt fünfmal.
DIE SELBSTBEHANDLUNG IST BEENDET.

Testergebnis B

Wenn Ihre Beschwerden beim Schieben nach *hinten* (blaue Figur) auftreten oder sich verschlimmern, oder wenn diese Bewegung eingeschränkt ist, führen Sie die Selbstbehandlung wie folgt aus:

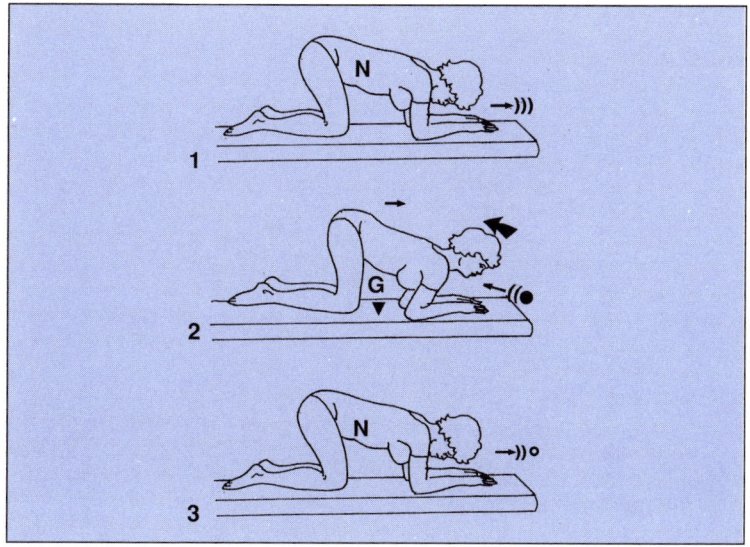

1. Ausgangsstellung: Im Vierfüßlerstand, Oberschenkel senkrecht, Knie leicht geöffnet, Unterarme und Hände flach auf dem Boden, Kopf in einer Linie mit dem Körper. Atmen Sie aus (Bauch rein).
2. *Während* Sie langsam einatmen (Bauch raus), schieben Sie den Körper bis an die mögliche Grenze nach vorn und strecken gleichzeitig den Kopf sanft nach hinten. Halten Sie die Luft 5 Sekunden lang an.
3. *Während* Sie vollkommen ausatmen (Bauch rein), kehren Sie mit Kopf und Körper in die Ausgangsstellung zurück und machen die 5-Sekunden-Pause mit leerer Lunge.

Wiederholen Sie den Vorgang (Abb. 2 und 3) insgesamt fünfmal.
DIE SELBSTBEHANDLUNG IST BEENDET.

Die ELSTER zur Nachsorge

Wenn Ihre Beschwerden verschwunden sind und Sie weder Unbehagen noch Schmerzen empfinden, ist es sinnvoll, die ELSTER in Ihr Nachsorgeprogramm aufzunehmen. Dabei befolgen Sie die Anwendungsform A, wenn sie zuvor die Selbstbehandlung entsprechend den weißen Figuren ausgeführt haben, und Anwendungsform B, wenn zuvor die blauen Figuren Ihr Vorbild waren.

Anwendungsform A

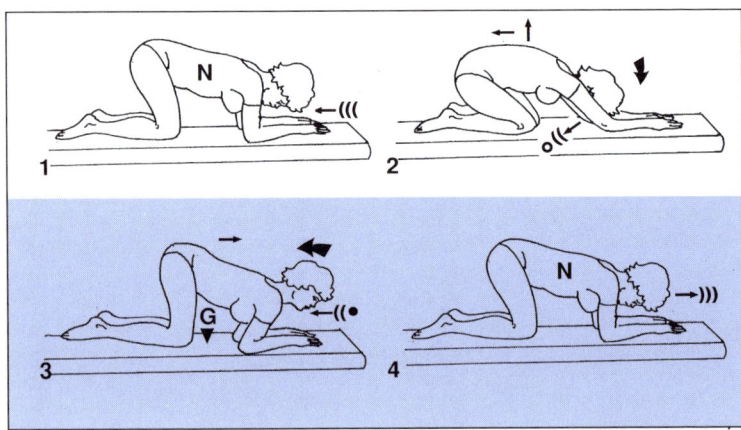

1. Ausgangsstellung: Atmen Sie ein (Bauch raus).
2. *Während* Sie ausatmen (Bauch rein), schieben Sie den Körper nach hinten und lassen gleichzeitig den Kopf locker nach unten fallen. Verharren Sie bewegungslos während der 5-Sekunden-Pause mit leerer Lunge.
3. *Während* Sie langsam einatmen (Bauch raus), schieben Sie den Körper in Richtung Hände und strecken gleichzeitig den Kopf sanft nach hinten, ohne zu forcieren! Verharren Sie während der 5-Sekunden-Pause mit voller Lunge bewegungslos in dieser Stellung.
Wiederholen Sie den Vorgang (Abb. 2 und 3) insgesamt fünfmal.
4. Abschließend kehren Sie während des Einatmens in die Ausgangsstellung zurück.

Anwendungsform B

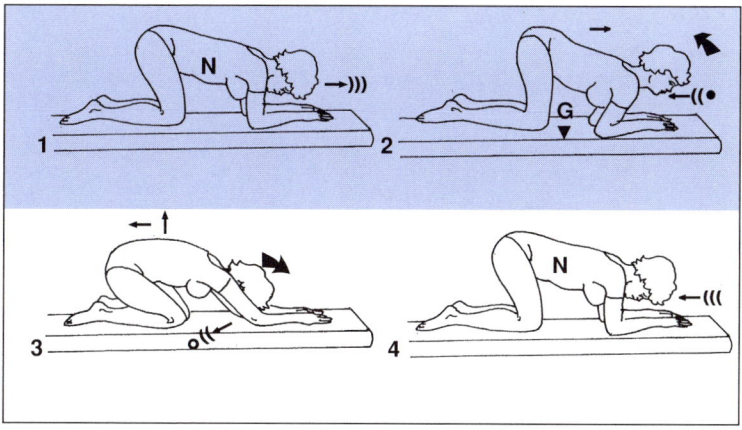

1. Ausgangsstellung: Atmen Sie aus (Bauch rein).
2. *Während* Sie langsam einatmen (Bauch raus), schieben Sie den Körper nach vorn in Richtung Hände und strecken gleichzeitig den Kopf sanft nach hinten. Verharren Sie in dieser Stellung, während Sie 5 Sekunden lang die Luft anhalten.

3. *Während* Sie komplett ausatmen (Bauch rein), schieben Sie den Körper nach hinten und lassen gleichzeitig den Kopf locker fallen. Verharren Sie bewegungslos während der 5-Sekunden-Pause mit leerer Lunge. Wiederholen Sie den Vorgang (Abb. 2 und 3) insgesamt fünfmal.
4. Beenden Sie die Selbstbehandlung, indem Sie während des Einatmens in die Ausgangsstellung zurückkehren.

Die ELSTER als Prophylaxe

Aus den zu Beginn dieser Selbstbehandlung erwähnten Gründen sollte die ELSTER keinesfalls in einem Prophylaxeprogramm fehlen. Wählen Sie dazu Anwendungsform A oder B, je nachdem, welche Ihnen angenehmer ist.

Amsel
Selbstbehandlung Nr. 80

Die Selbstbehandlung AMSEL hilft bei Kreuz- und Beckenschmerzen. Sie ist besonders wirksam bei Menstruationsbeschwerden, übermäßiger Regelblutung sowie bei Blähbauch.
Bewegungsebene: Zusammenfalten des Körpers auf der Sagittalebene.

Besondere Hinweise

Für diese Selbstbehandlung ist kein besonderer Test notwendig. Wichtig ist, daß die erforderliche Stellung angenehm ist. Je entspannter der Körper dabei ist, desto größer die Wirkung. Die AMSEL kann auf dem Boden, aber besser noch auf einem harten Bett ausgeführt werden, da dann die Fußgelenke, die über den Bettrand hinausragen können, nicht beansprucht werden. Zur Linderung von Menstruationsbeschwerden kann die AMSEL so oft wie nötig angewendet werden. Ansonsten gelten die normalen Regeln für die Anwendungshäufigkeit.

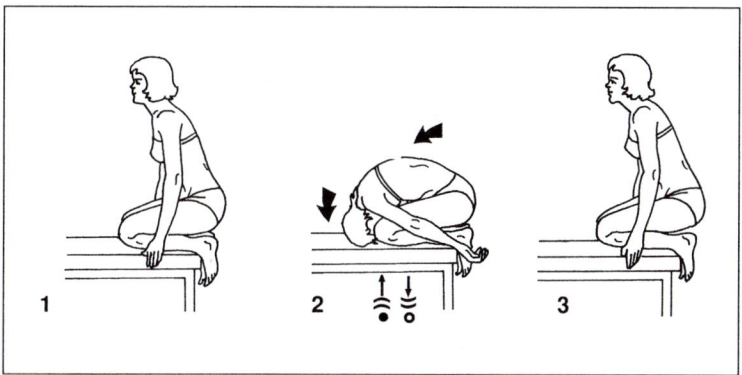

1. Ausgangsstellung: Auf einem harten Bett knien, die Füße ragen, wie abgebildet, über den Bettrand hinaus.
2. Langsam den Oberkörper nach vorn auf die Oberschenkel sinken lassen und die Stirne sanft auflegen. Die Arme liegen ent-

spannt neben dem Körper, die Hände neben den Füßen. In dieser Stellung verharren und 5 Zilgrei-Atmungszyklen durchführen: Einatmen – 5 Sekunden Pause, ausatmen – 5 Sekunden Pause, insgesamt fünfmal wiederholen.
3. Nach Abschluß der 5 Atmungszyklen kehren Sie langsam in die Ausgangsstellung zurück.

Die AMSEL als Prophylaxe

Die AMSEL sollte in Ihrem Prophylaxeprogramm nicht fehlen, denn sie wirkt nicht nur besonders entspannend und schmerzhemmend bei Menstruationsbeschwerden, sondern auch bei psychischem und physischem Streß. Probieren Sie sie einfach zwei- bis dreimal pro Woche aus, und lassen Sie sich von der Wirkung überraschen.

Blauelster   *Selbstbehandlung Nr. 638*

Die Selbstbehandlung BLAUELSTER wirkt auf die gesamte Wirbelsäule. Die äußerst sanfte Traktion sorgt für die Beweglichkeit der Wirbelgelenke. Sie dient der Linderung von Beschwerden in allen drei Abschnitten der Wirbelsäule. Außerdem hilft die BLAUELSTER bei Ischias, Lumbago, Diskopathie im Lendenbereich und bei Hals- und Lendenwirbelarthrose. Sie verhindert die oft altersbedingte Versteifung der Wirbelsäule.

Bewegungsebene: Strecken des Körpers auf der Sagittalebene.

Besondere Hinweise

Diese Selbstbehandlung benötigt keinen besonderen Test. Wichtig ist nur, daß die erforderliche Bewegung, die zwar minimal, aber sehr wirksam ist, keine Beschwerden verursacht oder verschlimmert. Gerade weil das Bewegungsausmaß so gering ist, besteht bei vielen Menschen die Tendenz, zu forcieren und die Muskeln zu verspannen, was selbstverständlich vermieden werden soll. Die Atmung muß so entspannt wie möglich sein.

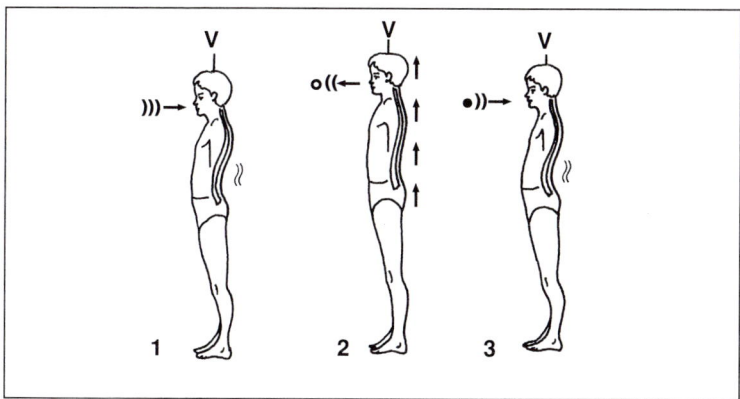

1. Ausgangsstellung: Barfuß, aufrecht, aber entspannt, mit leicht gespreizten Beinen stehen, Arme locker herunterhängen lassen. Atmen Sie ein (Bauch raus).

2. *Während* Sie vollkommen ausatmen (Bauch rein), versuchen Sie, die Wirbelsäule zu strecken. Achtung, die Schultern heben sich dabei nicht! Tun Sie nur so, als wollten Sie mit Ihrer Schädeldecke die Zimmerdecke erreichen. In dieser Stellung verharren und die 5-Sekunden-Pause mit leerer Lunge machen.
3. *Während* Sie langsam einatmen (Bauch raus), entspannen Sie und kehren in die Ausgangsstellung zurück. Halten Sie die Luft 5 Sekunden lang an.

Wiederholen Sie den Vorgang (Abb. 2 und 3) insgesamt fünfmal.

DIE SELBSTBEHANDLUNG IST BEENDET.

Die BLAUELSTER als Prophylaxe

Wenn Ihre Beschwerden verschwunden sind und Sie sich wieder ganz wohl fühlen, tun Sie etwas, um diesen Zustand beizubehalten. Wenden Sie die BLAUELSTER zwei- oder dreimal pro Woche an, am besten gleich morgens nach dem Aufstehen.

Taube
Selbstbehandlung Nr. 23

Die Selbstbehandlung TAUBE hilft bei Schmerzen und Beschwerden im Kreuz-/Lendenbereich und im Becken. Sie ist besonders wirksam bei Schmerzen, die zwischen dem 5. Lendenwirbel und dem Kreuzbein auftreten, mit oder ohne Ausstrahlung in die Leistengegend oder in die Oberschenkel.

Bewegungsebene: Bewegung des Hüftgelenks auf der Horizontalebene.

Besondere Hinweise

Die Selbstbehandlung wird in Rückenlage auf einer einigermaßen harten Liegefläche ausgeführt. Kopf, Nacken und Rumpf müssen dabei so entspannt wie möglich bleiben; die Arme werden locker über der Brust verschränkt. Tragen Sie dabei nie beengende Kleidung, etwa Jeans oder andere enge Hosen.

Die TAUBE wird höchstens einmal am Tag angewendet.

TEST vor der Ausübung der Selbstbehandlung TAUBE

Ausgangsstellung für den Test: In Rückenlage auf einer harten Liegefläche.

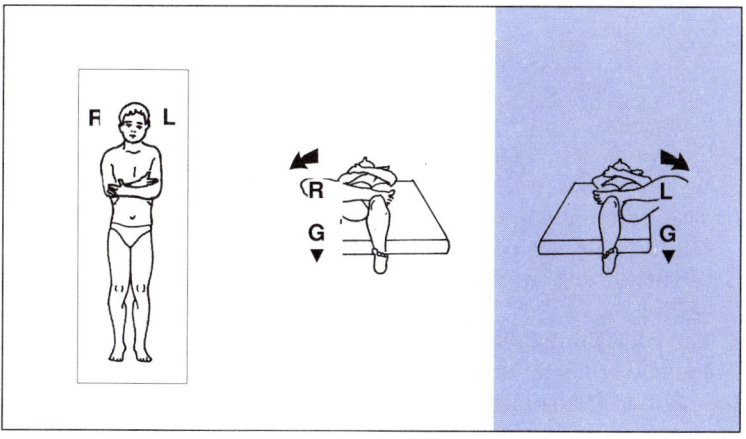

- Rutschen Sie an den rechten Rand der Liege. Winkeln Sie das rechte Bein an, und legen Sie das Fußgelenk direkt über das linke Knie. Indem Sie die Schwerkraft nutzen, lassen Sie das rechte Knie langsam Richtung Boden fallen (weiße Figur).
- Kehren Sie in die Ausgangsstellung zurück.
- Rutschen Sie nun an den linken Rand der Liege. Legen Sie das linke Fußgelenk über das rechte Knie. Lassen Sie durch die Schwerkraft das linke Knie nach unten fallen (blaue Figur).

Testergebnis A

Wenn Sie beim Fallenlassen des *rechten* Knies (weiße Figur) Unbehagen oder Schmerzen verspüren, wenn sich dabei Ihre Beschwerden verschlimmern, oder wenn Ihnen diese Bewegung schwerfällt, führen Sie die Selbstbehandlung folgendermaßen aus:

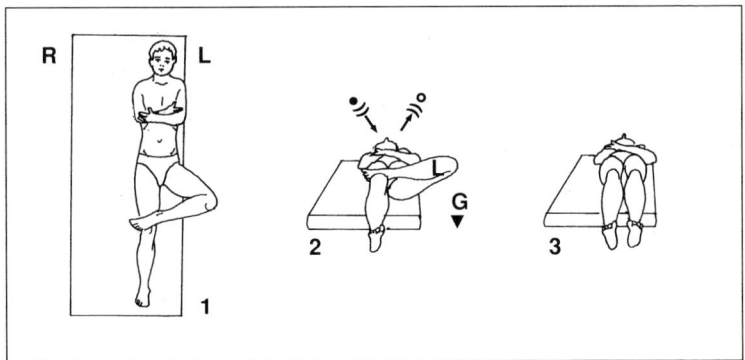

1. Ausgangsstellung: In Rückenlage nahe dem linken Rand der Liege, das linke Fußgelenk über dem rechten Knie.
2. Lassen Sie langsam das linke Knie mit Hilfe der Schwerkraft nach unten fallen. In dieser Stellung verharren und 5 komplette Zilgrei-Atmungszyklen durchführen: Einatmen – 5 Sekunden Pause, ausatmen – 5 Sekunden Pause, insgesamt fünfmal wiederholen.
3. Nach Abschluß der 5 Atmungszyklen strecken Sie das linke Bein aus und entspannen sich.
DIE SELBSTBEHANDLUNG IST BEENDET.

Testergebnis B

Wenn Ihre Beschwerden beim Fallenlassen des *linken* Knies aufgetreten sind oder zugenommen haben (blaue Figur), führen Sie die Selbstbehandlung wie folgt aus:

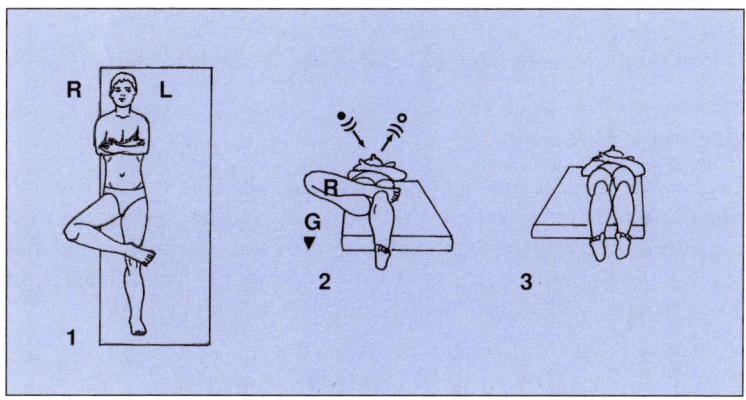

1. Ausgangsstellung: In Rückenlage nahe dem rechten Rand der Liege, das rechte Fußgelenk über dem linken Knie.
2. Das rechte Knie langsam durch die Schwerkraft fallen lassen. In dieser Stellung verharren und 5 komplette Zilgrei-Atmungszyklen durchführen: Einatmen – 5 Sekunden Pause, ausatmen – 5 Sekunden Pause, insgesamt fünfmal wiederholen.
3. Nach Abschluß der 5 Atmungszyklen strecken Sie das rechte Bein aus und entspannen sich.

DIE SELBSTBEHANDLUNG IST BEENDET.

Die TAUBE zur Nachsorge

Wenn Sie Ihren wiedergewonnenen Gesundheitszustand beibehalten möchten, führen Sie die TAUBE einmal pro Woche aus. Befolgen Sie dabei die Anwendungsform, die Sie auch während der Therapie gewählt haben.

Großtrappe — Selbstbehandlung Nr. 4334

Die Selbstbehandlung GROSSTRAPPE dient der Linderung und Beseitigung von Schmerzen im Kreuz- und Lendenbereich mit oder ohne Ausstrahlung in die Beine, zum Beispiel bei Ischias oder Lumbago. Sie steigert die Beweglichkeit der Wirbelsäule und hilft daher sehr gut bei »steifem« Rücken.

Bewegungsebene: Beugen des Oberkörpers auf der Sagittalebene.

Besondere Hinweise

Legen Sie jegliche beengende Kleidung ab. Mit geschlossenem Hosen- oder Rockbund ist die Selbstbehandlung unmöglich auszuführen. Die erforderliche Stellung darf auf keinen Fall mit der Rückenmuskulatur gehalten werden, sondern Oberkörper und Kopf hängen vollkommen entspannt und locker nach unten.

TEST vor Ausführung der Selbstbehandlung
GROSSTRAPPE

Ausgangsstellung für den Test: Aufrecht und entspannt auf einer harten Sitzfläche sitzen; Oberschenkel parallel mit dem Boden, Füße fest auf dem Boden, Knie geschlossen.

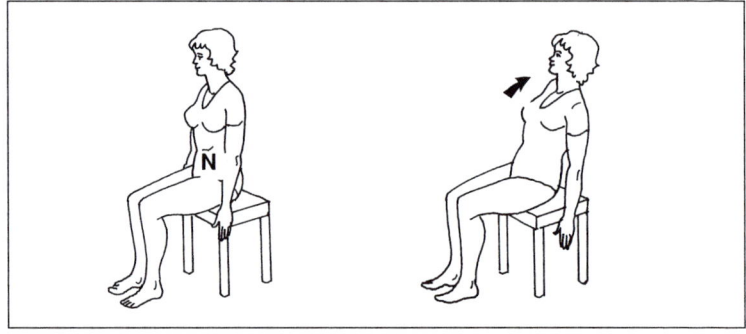

- Strecken Sie den Oberkörper langsam nach hinten.
- Kehren Sie in die Ausgangsstellung zurück.

Testergebnis

Wenn die im Test ausgeführte Bewegung mit dem Oberkörper nach hinten Unbehagen oder Schmerzen verursacht oder vorhandene Beschwerden verschlimmert, führen Sie die Selbstbehandlung folgendermaßen aus:

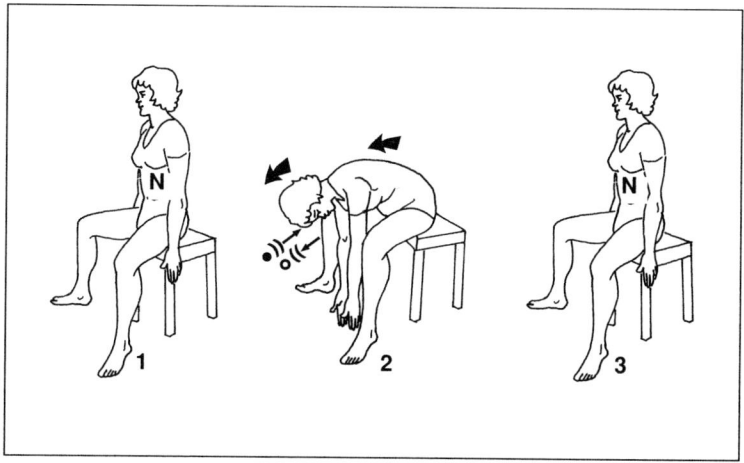

1. Ausgangsstellung: Aufrecht und entspannt mit gespreizten Beinen sitzen, Oberschenkel müssen parallel zum Boden sein und die Füße fest und flach aufliegen.
2. Lassen Sie Kopf und Oberkörper langsam und locker so weit wie möglich zwischen die Beine nach vorn fallen. Versuchen Sie einerseits nicht, den Boden zu berühren, andererseits aber auch nicht, die Stellung mit der Rückenmuskulatur zu halten. Hängen Sie einfach locker! In dieser Stellung verharren und 5 Zilgrei-Atmungszyklen durchführen: Einatmen – 5 Sekunden Pause, ausatmen – 5 Sekunden Pause, insgesamt fünfmal wiederholen.
3. Nach Abschluß der 5 Atmungszyklen kehren Sie *langsam* in die Ausgangsstellung zurück, *indem* Sie sich mit den Händen auf den Oberschenkeln abstützen.
DIE SELBSTBEHANDLUNG IST BEENDET.

Die GROSSTRAPPE zur Nachsorge und als Prophylaxe

Wenn Sie wieder ganz gesund sind, wenden Sie diese Selbstbehandlung zwei- oder dreimal in der Woche an. Ihr Rückgrat bleibt dadurch beweglich, und außerdem wird die Durchblutung im Kopf- und Nackenbereich gefördert.

Strandläufer   *Selbstbehandlung Nr. 52*

Die Selbstbehandlung STRANDLÄUFER hilft bei Beschwerden im Lenden-/Kreuzbeinbereich sowie im Becken, im Hüftgelenk und in den Ileosakralgelenken. Im übrigen wird sie eingesetzt bei Schmerzen in der Lendenwirbelsäule mit Ausstrahlung in die Beine.

Bewegungsebene: Drehen des Beins auf der Horizontalebene.

Besondere Hinweise

Die Abbildungen zeigen den Test und die Selbstbehandlung mit nur einem Bein. Sie testen nacheinander erst das eine, dann das andere Bein und führen dann die Selbstbehandlung mit dem Bein aus, das Ihnen beim Test die größten Schmerzen bereitet. Drehen Sie nur den Fuß und das Bein, nicht aber den Körper.

TEST vor Ausführung der Selbstbehandlung
STRANDLÄUFER

Ausgangsstellung für den Test: Aufrecht, aber nicht steif stehen, Beine ganz leicht gespreizt.

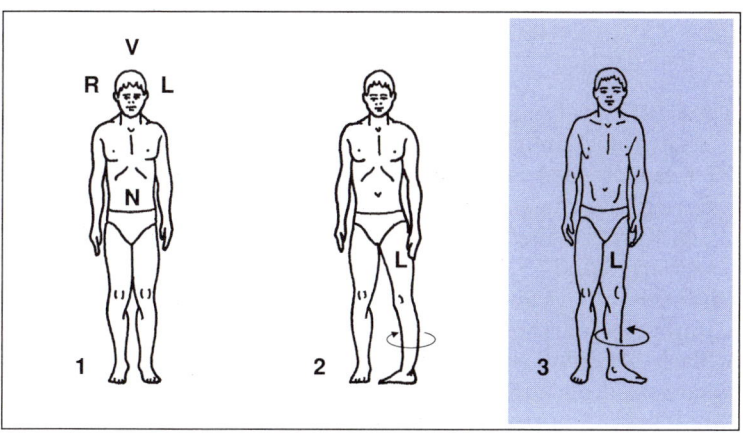

- Drehen Sie langsam den linken Fuß nach innen (weiße Figur).
- Kehren Sie in die Ausgangsstellung zurück.
- Drehen Sie langsam den linken Fuß nach außen (blaue Figur).
Wiederholen Sie den gleichen Ablauf mit dem rechten Bein.

Testergebnis A

Wenn Ihnen die Fußdrehung nach *innen* (weiße Figur) Beschwerden bereitet oder Ihre Schmerzen verschlimmert, oder wenn diese Bewegung im Vergleich zur Gegenseite eingeschränkt ist, führen Sie die Selbstbehandlung folgendermaßen aus:

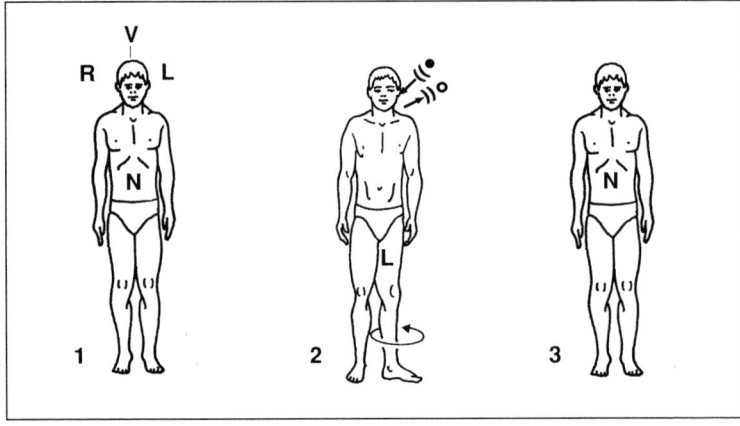

1. Ausgangsstellung: Barfuß, aufrecht, aber nicht steif, mit nur sehr leicht gespreizten Beinen stehen.
2. Drehen Sie den Fuß langsam nach außen bis an die mögliche Bewegungsgrenze, ohne zu forcieren und auf jeden Fall ohne den Körper dabei zu drehen. Bewegungslos in dieser Stellung verharren und 5 Zilgrei-Atmungszyklen durchführen: Einatmen – 5 Sekunden Pause, ausatmen – 5 Sekunden Pause, insgesamt fünfmal wiederholen.
3. Nach Abschluß der 5 Atmungszyklen kehren Sie in die Ausgangsstellung zurück.
   DIE SELBSTBEHANDLUNG IST BEENDET.

Testergebnis B

Wenn die Fußdrehung nach *außen* (blaue Figur) Beschwerden verursacht oder verschlimmert, oder wenn diese Bewegung eingeschränkt ist, führen Sie die Selbstbehandlung wie folgt aus:

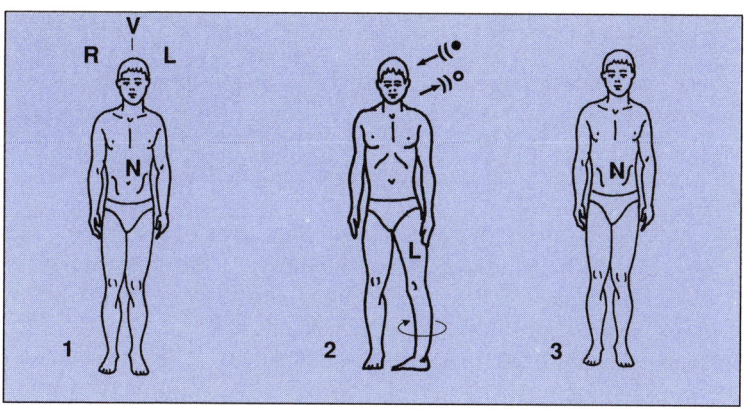

1. Ausgangsstellung: Barfuß, aufrecht und entspannt, mit leicht gespreizten Beinen stehen.
2. Fuß langsam nach innen nur bis an die mögliche Bewegungsgrenze drehen, ohne zu forcieren und ohne den Körper dabei zu drehen. Bewegungslos in dieser Stellung verharren und 5 Zilgrei-Atmungszyklen durchführen: Einatmen – 5 Sekunden Pause, ausatmen – 5 Sekunden Pause, insgesamt fünfmal wiederholen.
3. Nach Abschluß der 5 Atmungszyklen kehren Sie langsam in die Ausgangsstellung zurück.

DIE SELBSTBEHANDLUNG IST BEENDET.

Der STRANDLÄUFER zur Nachsorge

Damit nach Genesung die alten Beschwerden nicht wieder auftreten, führen Sie den STRANDLÄUFER ein- oder zweimal in der Woche durch, indem Sie Anwendungsbeispiel A oder B befolgen: A, wenn Sie zur Selbstbehandlung die weißen, B, wenn Sie dazu die blauen Figuren angewandt haben.

Anwendungsform A

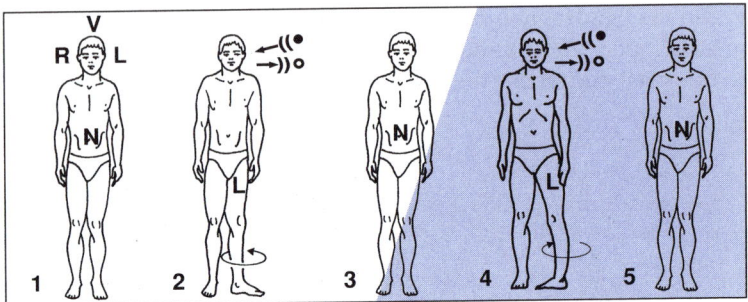

1. Ausgangsstellung.
2. Drehen Sie langsam den Fuß nach außen, ohne dabei den Körper zu drehen. Machen Sie in dieser Stellung 5 Zilgrei-Atmungszyklen: Einatmen – 5 Sekunden Pause, ausatmen – 5 Sekunden Pause, insgesamt fünfmal wiederholen.
3. Nach Abschluß der 5 Atmungszyklen kehren Sie in die Ausgangsstellung zurück.
4. Nun drehen Sie den Fuß langsam nach innen, ohne den Körper zu drehen, und machen wiederum 5 Zilgrei-Atmungszyklen: Einatmen – 5 Sekunden Pause, ausatmen – 5 Sekunden Pause, insgesamt fünfmal wiederholen.
5. Nach Abschluß der 5 Atmungszyklen kehren Sie langsam in die Ausgangsstellung zurück.

Anwendungsform B

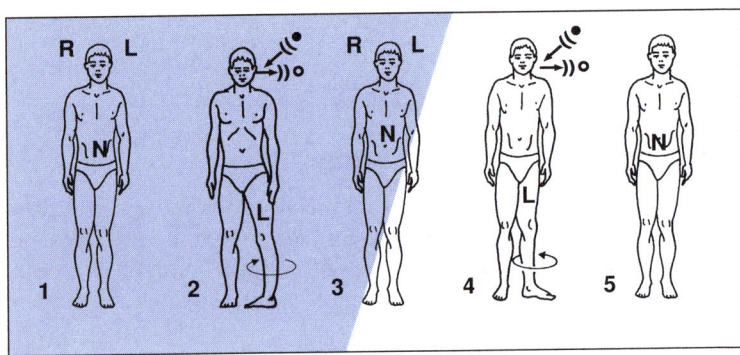

1. Ausgangsstellung.
2. Drehen Sie langsam den Fuß nach innen, ohne den Körper zu drehen. Führen Sie 5 Zilgrei-Atmungszyklen durch: Einatmen – 5 Sekunden Pause, ausatmen – 5 Sekunden Pause, insgesamt fünfmal wiederholen.
3. Nach Abschluß der 5 Atmungszyklen kehren Sie in die Ausgangsstellung zurück.
4. Drehen Sie jetzt den Fuß langsam nach außen, ohne dabei den Körper zu drehen. Machen Sie 5 Zilgrei-Atmungszyklen: Einatmen – 5 Sekunden Pause, ausatmen – 5 Sekunden Pause, insgesamt fünfmal wiederholen.
5. Nach Abschluß der 5 Atmungszyklen kehren Sie langsam in die Ausgangsstellung zurück.

Der STRANDLÄUFER als Prophylaxe

Sie halten Ihre Gelenke im Beckenraum beweglich, wenn Sie den Strandläufer zwei- oder dreimal pro Woche ausüben. Wählen Sie dazu Anwendungsform A oder B und führen Sie sie zuerst mit dem einen und dann mit dem anderen Bein aus.

Stockente — *Selbstbehandlung Nr. 2062*

Die Selbstbehandlung STOCKENTE hilft bei Kreuz- und Lendenschmerzen, insbesondere beim Übergang von der Lendenwirbelsäule zum Kreuzbein. Entsprechend bringt sie auch Linderung bei Hexenschuß, Ischias und Beckenschmerzen. Sie wirkt spannungslösend auf die Muskulatur im Lenden-/Beckenbereich.
Bewegungsebene: Sanftes Strecken der Wirbelsäule auf der Sagittalebene.

Besondere Hinweise

Die Liegefläche muß hart sein. Am besten legen Sie sich auf einen Teppichboden. Die Bewegungen sollen flüssig sein und genau wie im Text angegeben mit den Atmungsphasen koordiniert werden. Kopf, Schultern und Arme dürfen sich nicht von der Liegefläche abheben, sondern müssen stets entspannt liegenbleiben.

Die Selbstbehandlung STOCKENTE erfordert keinen vorherigen Test. Wichtig ist nur, daß die erforderliche Bewegung bzw. Stellung keine Beschwerden verursacht oder verstärkt.

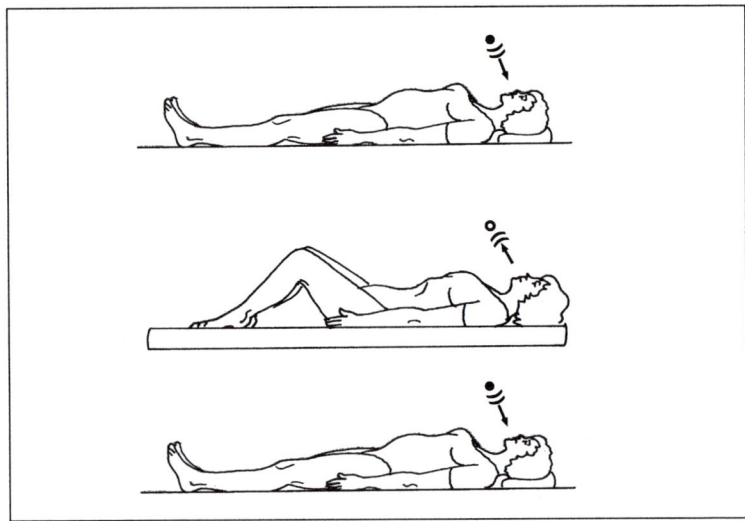

1. Ausgangsstellung: In Rückenlage auf dem Boden, Kopf und Schultern liegen gerade und entspannt, ebenso die Arme. Atmen Sie langsam ein (Bauch raus), und halten Sie die Luft 5 Sekunden lang an.
2. *Während* Sie vollkommen ausatmen (Bauch rein), ziehen Sie die Beine an, ohne die Füße vom Boden abzuheben. Machen Sie die 5-Sekunden-Pause mit leerer Lunge.
3. *Während* Sie langsam einatmen (Bauch raus), kehren Sie mit den Beinen in die Ausgangsstellung zurück, ohne die Füße vom Boden abzuheben. Halten Sie die Luft 5 Sekunden lang an.

Wiederholen Sie den Ablauf (Abb. 2 und 3) insgesamt fünfmal.

DIE SELBSTBEHANDLUNG IST BEENDET.

Die STOCKENTE zur Nachsorge und als Prophylaxe

Wenden Sie die STOCKENTE an, besonders wenn Sie Entspannung brauchen und zur Erhaltung Ihres wiedergewonnenen Gesundheitszustandes. Zwei- bis dreimal in der Woche ausgeübt, bringt sie schon viel!

Schneeammer
Selbstbehandlung Nr. 887

Die Selbstbehandlung SCHNEEAMMER lindert Schmerzen und Beschwerden in der gesamten Wirbelsäule, vor allem im Lendenbereich. Sie hilft bei Lumbago und Kreuzschmerzen mit Ausstrahlung in die Beine. Außerdem hält sie das gesamte Rückgrat beweglich, und durch die sanfte Streckung der Rückenmuskulatur können Verspannungen gelöst werden. Wir konnten beobachten, daß die regelmäßige Anwendung stark entspannend wirkt und Schlafstörungen abhilft oder sie sogar beseitigt.

Bewegungsebene: Beugen und Strecken des Körpers in Seitenlage auf der Sagittalebene.

Besondere Hinweise

Die Liegefläche soll weder zu hart noch zu weich sein; ein Bett, dessen Matratze nicht einsackt, ist am besten geeignet. Der Körper liegt auf der Seite und darf sich während der Ausübung der Selbstbehandlung nicht nach hinten oder vorn verlagern. Zum Zweck der bestmöglichen Entspannung legen Sie ein kleines Kissen zwischen die Knie.

TEST vor Ausübung der Selbstbehandlung
SCHNEEAMMER

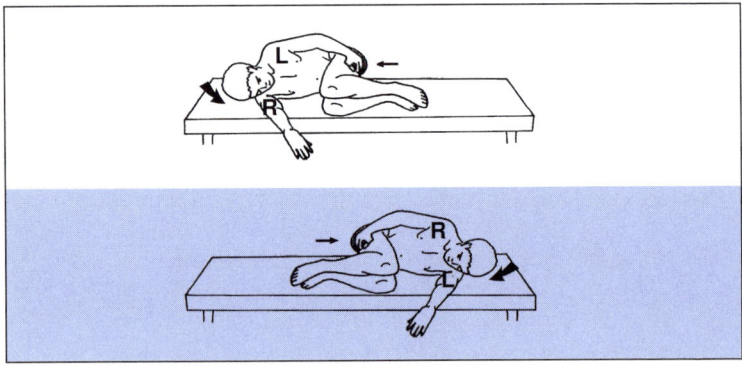

- Legen Sie sich auf die *rechte* Körperseite. Ziehen Sie gleichzeitig die Beine an, und beugen Sie den Kopf in Richtung Beine (weiße Figur).
- Legen Sie sich auf die *linke* Körperseite (blaue Figur), ziehen Sie wieder die Beine an und beugen wieder den Kopf nach unten (blaue Figur).

Testergebnis A

Wenn Ihnen die Stellung auf der *rechten* Körperseite unangenehm ist, oder wenn dabei bestehende Beschwerden zunehmen, führen Sie die Selbstbehandlung folgendermaßen aus:

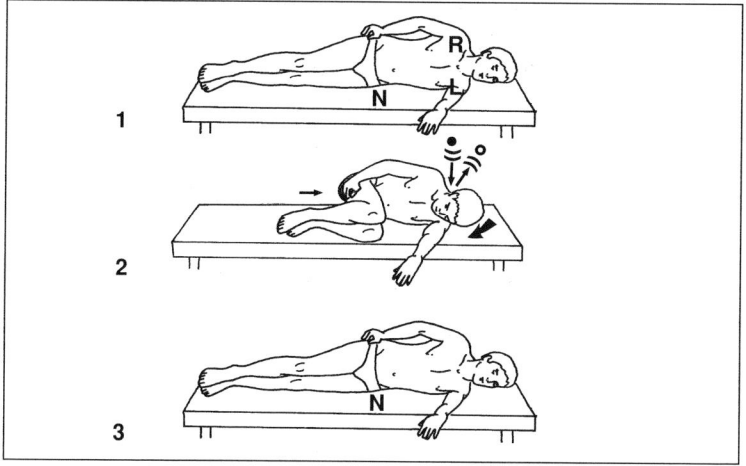

1. Ausgangsstellung: Legen Sie sich auf die *linke* Körperseite.
2. Ziehen Sie die Beine an, und beugen Sie gleichzeitig den Kopf nach unten. In dieser Stellung verharren und 5 Zilgrei-Atmungszyklen durchführen: Einatmen – 5 Sekunden Pause, ausatmen – 5 Sekunden Pause, insgesamt fünfmal wiederholen.
3. Nach Abschluß der 5 Atmungszyklen kehren Sie in die Ausgangsstellung zurück.

DIE SELBSTBEHANDLUNG IST BEENDET.

Testergebnis B

Wenn Ihnen die Stellung auf der *linken* Seite unangenehm ist, oder wenn sie Beschwerden hervorruft, verfahren Sie wie folgt:

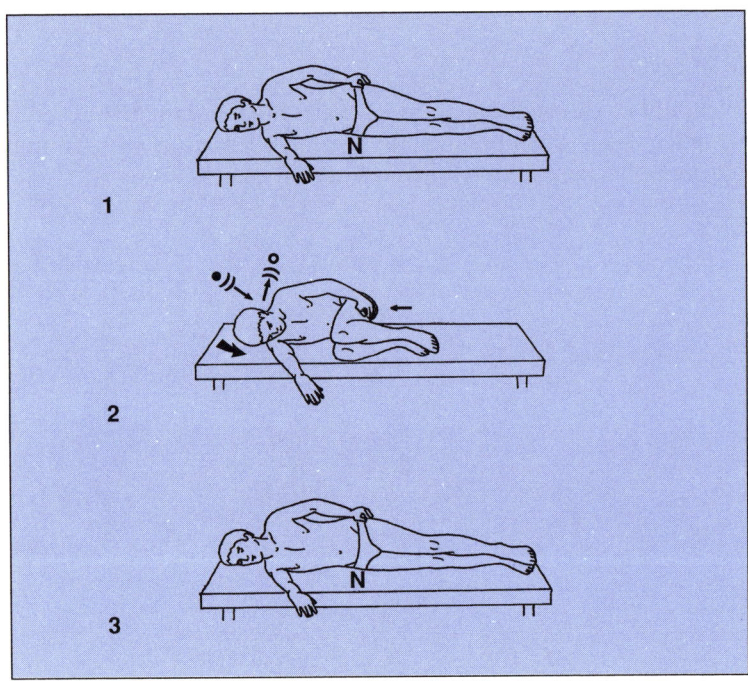

1. Ausgangsstellung: Legen Sie sich auf die *rechte* Körperseite.
2. Ziehen Sie die Beine an, und beugen Sie gleichzeitig den Kopf nach vorn. In dieser Stellung verharren und 5 Zilgrei-Atmungszyklen durchführen: Einatmen – 5 Sekunden Pause, ausatmen – 5 Sekunden Pause, insgesamt fünfmal wiederholen.
3. Nach Abschluß der 5 Atmungszyklen kehren Sie in die Ausgangsstellung zurück.

DIE SELBSTBEHANDLUNG IST BEENDET.

Die SCHNEEAMMER zur Nachsorge und als Prophylaxe

Wenden Sie die SCHNEEAMMER an, damit Ihre alten Beschwerden nicht wieder auftreten, aber auch zum Entspannen. Kurz vor dem Einschlafen sorgt sie für einen ruhigen, entspannten Schlaf. Wählen Sie dabei die Anwendungsform, die Ihnen am angenehmsten ist: entweder auf der linken oder auf der rechten Körperseite liegend. Sowohl zur Nachsorge als auch zur Prophylaxe wenden Sie sie zwei- oder dreimal pro Woche an.

Uferschwalbe — Selbstbehandlung Nr. 479

Die Selbstbehandlung UFERSCHWALBE hilft bei Kreuz- und Lendenschmerzen, bei Hexenschuß und Ischias sowie bei Schmerzen in der Leiste und in den Oberschenkeln.

Bewegungsebene: Bewegung des Beins auf der Horizontalebene.

Besondere Hinweise

Die Selbstbehandlung wird im Sitzen auf einem Hocker ausgeführt, der gerade so hoch ist, daß sich die Oberschenkel parallel zum Boden befinden.

Führen Sie den Test zuerst mit dem einen und dann mit dem anderen Bein aus. Die Selbstbehandlung wird dann mit dem Bein ausgeführt, das Ihnen beim Test die meisten Beschwerden verursacht. Als Beispiel zeigen wir Ihnen die Selbstbehandlung nur mit dem rechten Bein.

TEST vor Ausübung der Selbstbehandlung
UFERSCHWALBE

Ausgangsstellung: Sitzen Sie aufrecht und entspannt, und legen Sie das rechte Fußgelenk auf den linken Oberschenkel knapp über dem Knie.

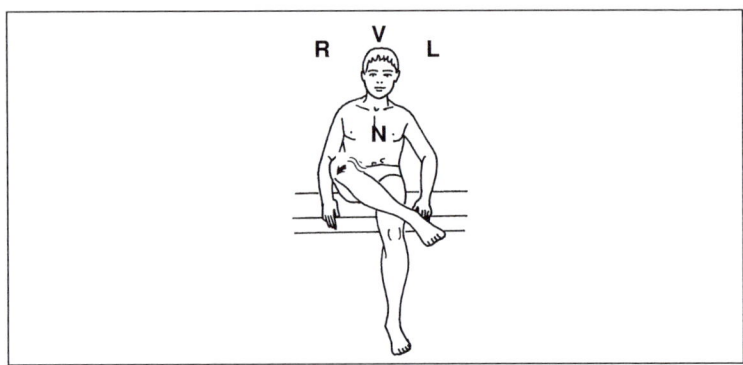

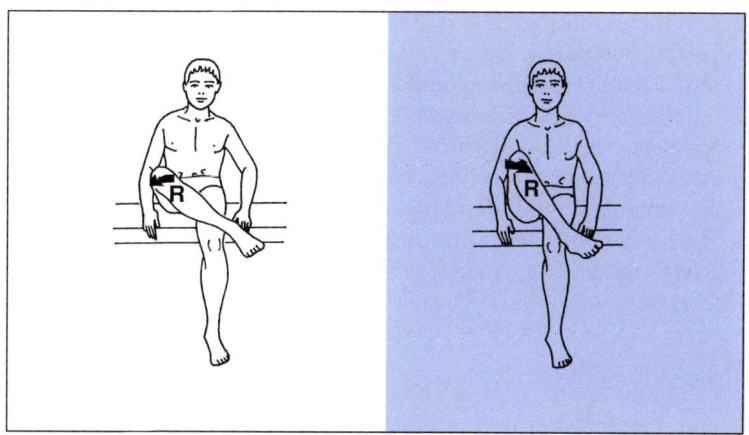

- Versuchen Sie nun, das Knie langsam nach unten fallen zu lassen (weiße Figur).
- Kehren Sie mit dem Knie in die Ausgangsstellung zurück.
- Versuchen Sie nun, das Knie nach oben, zur Körpermitte hin zu bewegen (blaue Figur).

Wiederholen Sie den Test mit dem linken Bein, um festzustellen, bei welchem Bein mehr Beschwerden auftreten.

Testergebnis A

Wenn Ihnen das *Fallenlassen* (weiße Figur) des betroffenen Beins mehr Beschwerden verursacht, wenn Ihre bestehenden Beschwerden dabei zunehmen, oder wenn die Bewegung merklich eingeschränkt ist, führen Sie die Selbstbehandlung folgendermaßen aus:

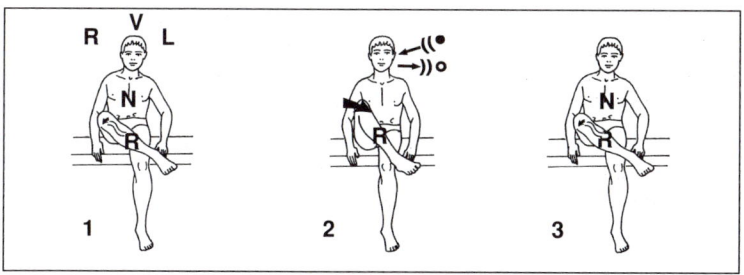

1. Ausgangsstellung: Sitzen Sie aufrecht und entspannt, und legen Sie das Fußgelenk des betroffenen Beins (in diesem Fall des rechten) auf den Oberschenkel des linken, knapp über dem Knie.
2. Bewegen Sie das Knie so weit Sie können, ohne zu forcieren, zur Körpermitte hin. In dieser Stellung verharren und 5 Zilgrei-Atmungszyklen durchführen: Einatmen – 5 Sekunden Pause, ausatmen – 5 Sekunden Pause, insgesamt fünfmal wiederholen.
3. Nach Abschluß der 5 Atmungszyklen kehren Sie langsam in die Ausgangsstellung zurück.

DIE SELBSTBEHANDLUNG IST BEENDET.

Testergebnis B

Wenn das *Anheben* des betroffenen Beins (blaue Figur) Beschwerden verursacht oder Schmerzen verschlimmert, oder wenn die Bewegung merklich eingeschränkt ist, führen Sie die Selbstbehandlung wie folgt aus:

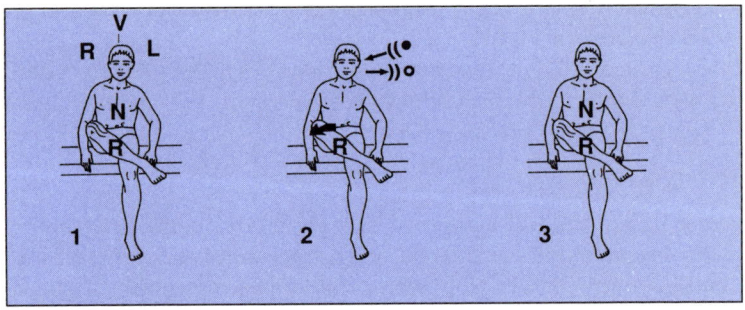

1. Ausgangsstellung: Aufrecht und entspannt sitzen und das Fußgelenk des betroffenen Beins (in diesem Fall des rechten) auf den linken Oberschenkel knapp über dem Knie legen.
2. Lassen Sie das Knie so weit es geht, ohne zu forcieren, nach unten fallen. In dieser Stellung verharren und 5 Zilgrei-Atmungszyklen durchführen: Einatmen – 5 Sekunden Pause, ausatmen – 5 Sekunden Pause, insgesamt fünfmal widerholen.
3. Nach Abschluß der 5 Atmungszyklen kehren Sie langsam in die Ausgangsstellung zurück.

DIE SELBSTBEHANDLUNG IST BEENDET.

Die UFERSCHWALBE zur Nachsorge

Wenn Ihre Schmerzen und Beschwerden vollkommen verschwunden sind, können Sie die UFERSCHWALBE in Ihr Nachsorgeprogramm aufnehmen. Dann wählen Sie eine der beiden nachfolgenden Anwendungsformen, je nachdem, ob Sie zur Selbstbehandlung die weißen oder blauen Figuren befolgt haben.

Anwendungsform A

Wenn Sie zuvor die weißen Figuren befolgt haben, führen Sie sie zur Nachsorge folgendermaßen aus:

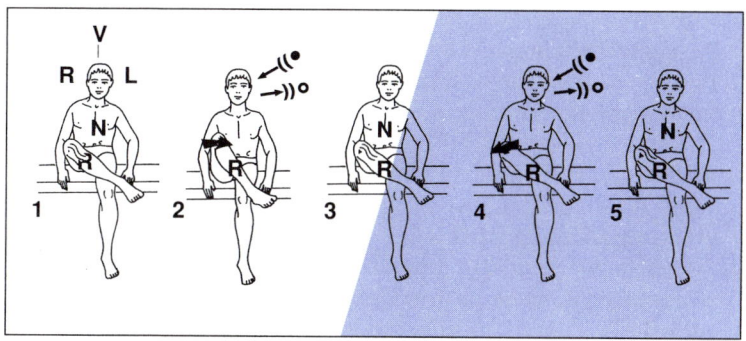

1. Ausgangsstellung.
2. Bewegen Sie das Knie so weit es geht zur Körpermitte hin, ohne zu forcieren. In dieser Stellung verharren und 5 Zilgrei-Atmungszyklen durchführen: Einatmen – 5 Sekunden Pause, ausatmen – 5 Sekunden Pause, insgesamt fünfmal wiederholen.
3. Nach Abschluß der Atmungszyklen kehren Sie mit dem Knie in die Ausgangsstellung zurück.
4. Lassen Sie nun das Knie langsam so weit wie möglich fallen, ohne zu forcieren. In dieser Stellung verharren und wieder 5 Zilgrei-Atmungszyklen durchführen: Einatmen – 5 Sekunden Pause, ausatmen – 5 Sekunden Pause, insgesamt fünfmal wiederholen.
5. Nach Abschluß der 5 Atmungszyklen kehren Sie langsam in die Ausgangsstellung zurück.

Anwendungsform B

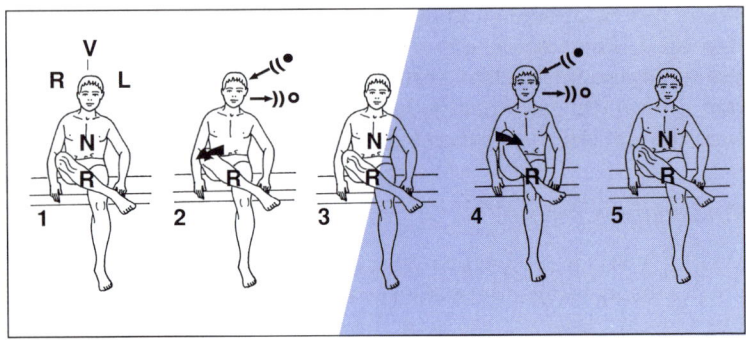

1. Ausgangsstellung.
2. Lassen Sie das Knie so weit wie möglich nach unten fallen, ohne zu forcieren. In dieser Stellung verharren und 5 Zilgrei-Atmungszyklen durchführen: Einatmen – 5 Sekunden Pause, ausatmen – 5 Sekunden Pause, insgesamt fünfmal wiederholen.
3. Nach Abschluß der 5 Atmungszyklen kehren Sie langsam in die Ausgangsstellung zurück.
4. Bewegen Sie nun das Knie zur Körpermitte hin, so weit es bequem geht, ohne zu forcieren. In dieser Stellung verharren und die 5 Zilgrei-Atmungszyklen durchführen: Einatmen – 5 Sekunden Pause, ausatmen – 5 Sekunden Pause, insgesamt fünfmal wiederholen.
5. Nach Abschluß der 5 Atmungszyklen kehren Sie langsam in die Ausgangsstellung zurück.

Die UFERSCHWALBE als Prophylaxe

Regelmäßige Anwendung der UFERSCHWALBE erhält die Elastizität und Beweglichkeit der Muskulatur und Gelenke im Beckenbereich. Wie üblich, zwei- bis dreimal pro Woche genügt. Wählen Sie die Anwendungsform, die Ihnen am angenehmsten ist.

Perlhuhn — *Selbstbehandlung Nr. 37*

Die Selbstbehandlung PERLHUHN hilft bei Schmerzen und Beschwerden im Bereich der Lendenwirbelsäule, des Beckens und des Kreuzbeins. Sie ist sehr wirksam bei Versteifung des Ileosakralgelenks und hilft außerdem ausgezeichnet bei Lumbago und Ischias.

Bewegungsebene: Anziehen des Beins auf der Sagittalebene.

Besondere Hinweise

Die Liegefläche muß hart sein, am besten legen Sie sich auf den Boden. Kopf und Schultern dürfen sich während der Behandlung *nicht* vom Boden abheben. Die Selbstbehandlung wird nie öfter als einmal am Tag angewendet.

Unsere Beobachtungen haben gezeigt, daß für Rechtshänder die am besten geeignete Anwendungsform das Hochziehen des *linken* Beins ist (siehe Anwendungsform B, blaue Figuren). Letztendlich ausschlaggebend ist jedoch der Test vor Ausübung der Selbstbehandlung.

TEST vor Ausübung der Selbstbehandlung PERLHUHN

Ausgangsstellung für den Test: Legen Sie sich flach und entspannt auf den Boden.

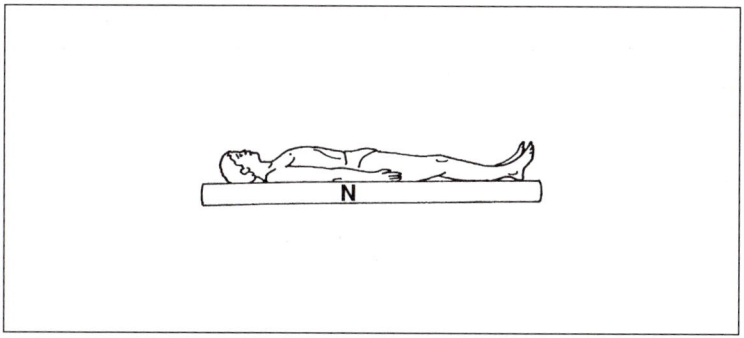

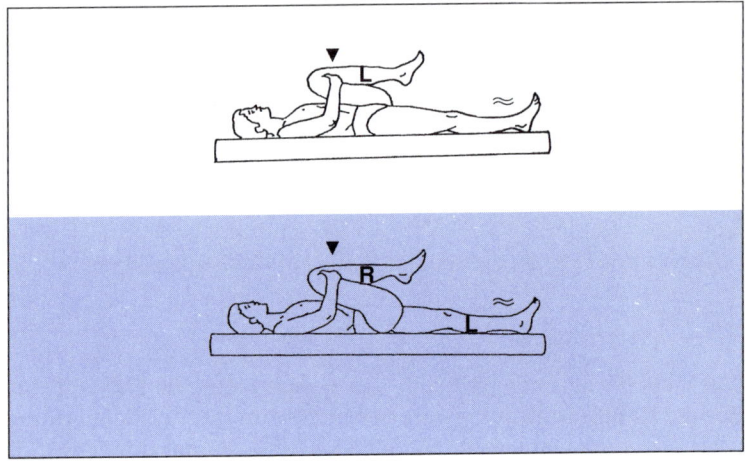

- Winkeln Sie das *linke* Bein an, und ziehen Sie es mit beiden Händen so nah wie möglich an sich heran, jedoch ohne zu forcieren (weiße Figur).
- Kehren Sie in die Ausgangsstellung zurück, indem Sie das linke Bein wieder ausstrecken.
- Winkeln Sie jetzt das *rechte* Bein an, und ziehen Sie es so weit wie möglich an sich heran (blaue Figur).

Testergebnis A

Wenn Sie beim Anziehen des *linken* Beins (weiße Figur) Beschwerden haben, wenn sich dabei bestehende Schmerzen verschlimmern, oder wenn diese Bewegung im Vergleich zur Gegenseite eingeschränkt ist, führen Sie die Selbstbehandlung folgendermaßen aus:

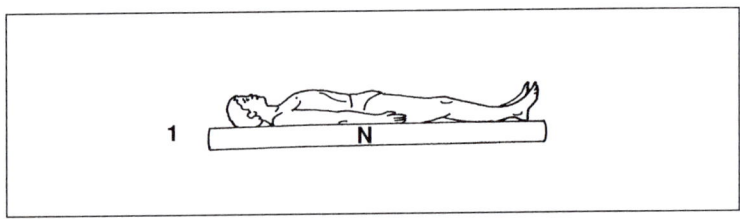

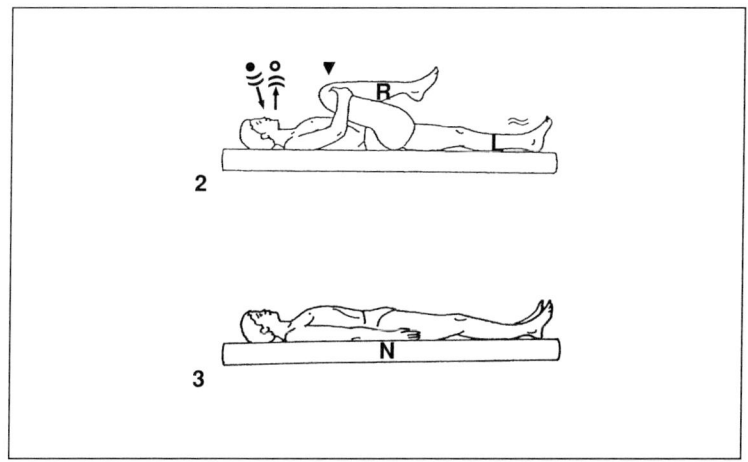

1. Ausgangsstellung: Flach auf dem Boden liegen, Arme entspannt neben dem Körper.
2. Winkeln Sie das *rechte* Bein an, und ziehen Sie es mit beiden Händen so weit wie möglich zu sich heran, ohne zu forcieren und ohne dabei die Schultern und den Kopf vom Boden abzuheben.
   In dieser Stellung bleiben und 5 Zilgrei-Atmungszyklen durchführen: Einatmen – 5 Sekunden Pause, ausatmen – 5 Sekunden Pause, insgesamt fünfmal wiederholen.
3. Nach Abschluß der 5 Atmungszyklen kehren Sie langsam in die Ausgangsstellung zurück, indem Sie zuerst die Ferse aufsetzen und dann den Fuß nach unten schieben, bis das Bein flach liegt.

DIE SELBSTBEHANDLUNG IST BEENDET.

Testergebnis B

Wenn sich Ihre Beschwerden beim Anziehen des *rechten* Beins (blaue Figur) einstellen oder verschlimmern, oder wenn diese Bewegung im Vergleich zur Gegenseite eingeschränkt ist, machen Sie die Selbstbehandlung wie folgt:

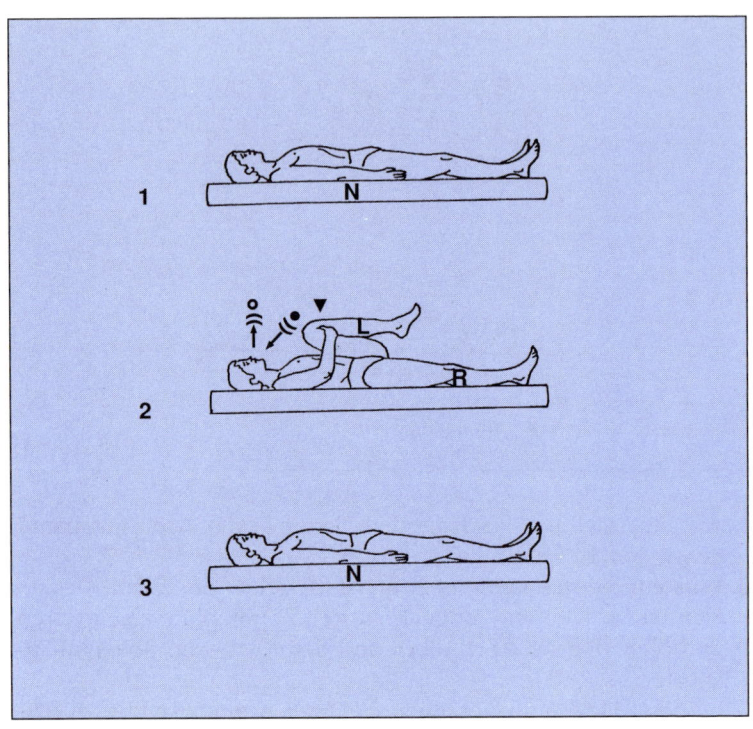

1. Ausgangsstellung: Flach auf dem Boden liegen, Arme locker neben dem Körper.
2. Winkeln Sie das *linke* Bein an, und ziehen Sie es mit beiden Händen so weit wie möglich an sich heran, ohne zu forcieren. Kopf und Schultern nicht anheben, sondern locker liegenlassen. Machen Sie 5 Zilgrei-Atmungszyklen: Einatmen – 5 Sekunden Pause, ausatmen – 5 Sekunden Pause, insgesamt fünfmal wiederholen.
3. Nach Abschluß der 5 Atmungszyklen kehren Sie in die Ausgangsstellung zurück, indem Sie zuerst die Ferse des linken Fußes aufsetzen, dann den Fuß auf dem Boden nach unten schieben, bis das Bein wieder flach liegt.

DIE SELBSTBEHANDLUNG IST BEENDET.

Das PERLHUHN zur Nachsorge

Führen Sie das PERLHUHN einmal pro Woche aus, wenn Ihre Beschwerden verschwunden sind. So können Sie verhindern, daß sie wieder auftreten oder sich neue einschleichen. Befolgen Sie dabei die Anwendungsform, die Sie jetzt zur Selbstbehandlung gewählt haben, oder, wenn Sie nicht mehr sicher sind, machen Sie erst den Test.

Eistaucher *Selbstbehandlung Nr. 98*

Die Selbstbehandlung EISTAUCHER lindert und beseitigt Schmerzen und Beschwerden im unteren Abschnitt der Wirbelsäule sowie im Becken. Sie kann auch bei Hexenschuß und Ischias eingesetzt werden und trägt dazu bei, die Wirbelsäule, insbesondere den Lendenbereich, beweglich zu halten.

Bewegungsebene: Drehen des Beckens auf der Horizontalebene.

Besondere Hinweise

Führen Sie die Selbstbehandlung ohne Schuhe aus. Besonders wichtig ist, daß Sie nur das Becken drehen und Oberkörper und Beine dabei stillstehen. Stören Sie sich nicht daran, daß die mögliche Bewegung nur gering ist. Nicht die große Bewegung bringt die Wirkung, sondern die korrekt ausgeführte.

TEST vor Ausführung der Selbstbehandlung EISTAUCHER

Ausgangsstellung für den Test: Aufrecht und entspannt stehen, Beine leicht gespreizt, Arme locker über der Brust gekreuzt.

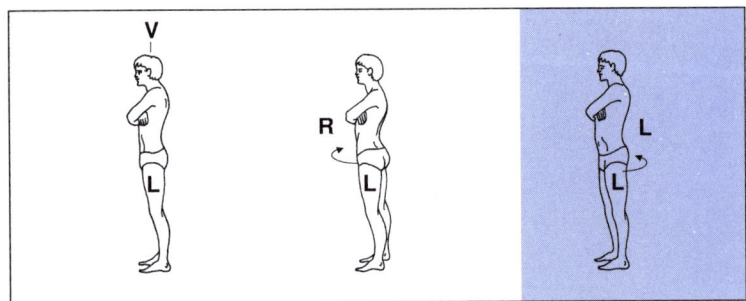

Testergebnis A

Wenn bei der *Rechtsdrehung* (weiße Figur) Schmerzen oder Beschwerden auftreten oder zunehmen, oder wenn diese Bewegung im Vergleich zur Gegenseite eingeschränkt ist, führen Sie die Selbstbehandlung folgendermaßen aus:

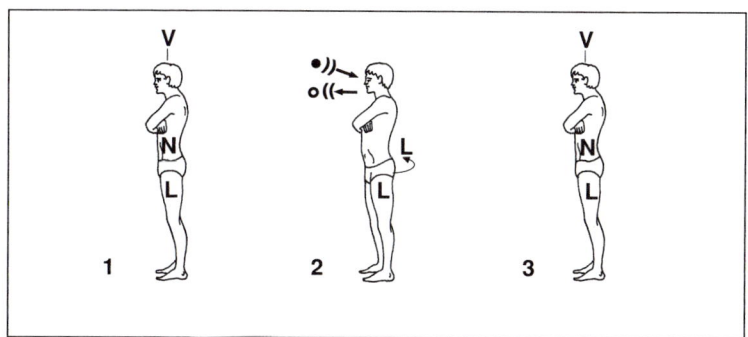

1. Ausgangsstellung: Ohne Schuhe, aufrecht und entspannt stehen, Beine leicht gespreizt, Arme locker über der Brust gekreuzt.
2. Drehen Sie langsam *nur das Becken* so weit es geht nach *links*, aber ohne zu forcieren. In dieser Stellung bleiben und 5 Zilgrei-Atmungszyklen durchführen: Einatmen – 5 Sekunden Pause, ausatmen – 5 Sekunden Pause, insgesamt fünfmal wiederholen.
3. Nach Abschluß der 5 Atmungszyklen kehren Sie langsam in die Ausgangsstellung zurück.

DIE SELBSTBEHANDLUNG IST BEENDET.

Testergebnis B

Wenn die *Linksdrehung* (blaue Figur) Beschwerden verursacht oder verschlimmert, oder wenn diese Bewegung im Vergleich zur Gegenseite eingeschränkt ist, machen Sie die Selbstbehandlung wie folgt:

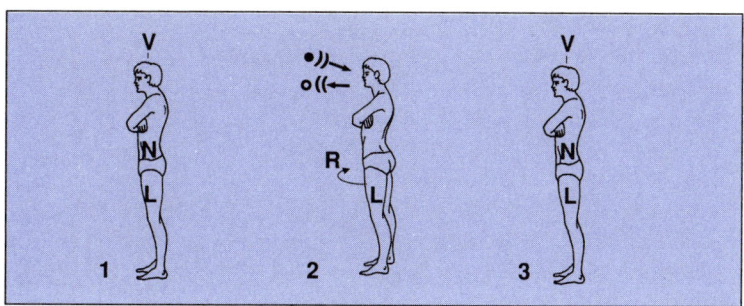

1. Ausgangsstellung: Ohne Schuhe, aufrecht und entspannt, mit leicht gespreizten Beinen stehen, die Arme locker über der Brust gekreuzt.
2. Drehen Sie langsam *nur das Becken* so weit wie möglich, ohne zu forcieren, nach *rechts*. In dieser Stellung verharren und 5 Zilgrei-Atmungszyklen durchführen: Einatmen – 5 Sekunden Pause, ausatmen – 5 Sekunden Pause, insgesamt fünfmal wiederholen.
3. Nach Abschluß der 5 Atmungszyklen kehren Sie langsam in die Ausgangsstellung zurück.

DIE SELBSTBEHANDLUNG IST BEENDET.

Der EISTAUCHER zur Nachsorge

Machen Sie den EISTAUCHER zwei- oder dreimal pro Woche, um zu verhindern, daß Ihre alten Beschwerden wieder auftreten. Wählen Sie zwischen den beiden nachfolgenden Anwendungsformen A oder B, je nachdem, welche Selbstbehandlung Sie vorher angewendet haben.

Anwendungsform A

Wenn Sie zuvor die weißen Figuren ausgeführt haben, verfahren Sie nun zur Nachsorge folgendermaßen:

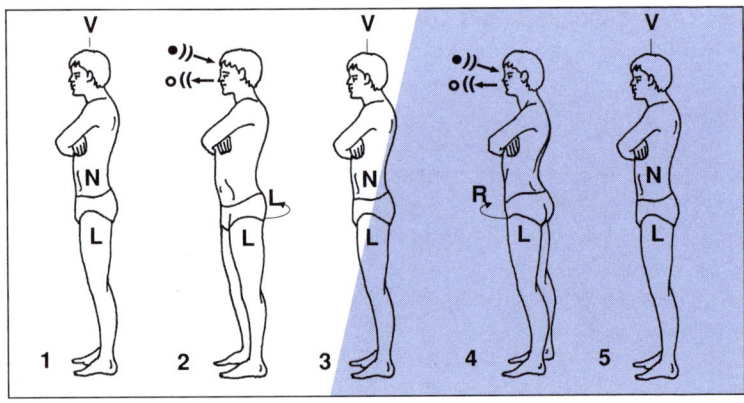

1. Ausgangsstellung.
2. Drehen Sie langsam *nur das Becken* so weit es bequem geht, ohne zu forcieren, nach *links*. In dieser Stellung bleiben und 5 Zilgrei-Atmungszyklen durchführen: Einatmen – 5 Sekunden Pause, ausatmen – 5 Sekunden Pause, insgesamt fünfmal wiederholen.
3. Nach Abschluß der 5 Atmungszyklen kehren Sie in die Ausgangsstellung zurück.
4. Drehen Sie nun *nur das Becken* nach *rechts,* so weit es möglich ist, ohne zu forcieren. In dieser Stellung verharren und nochmals 5 Zilgrei-Atmungszyklen durchführen: Einatmen – 5 Sekunden Pause, ausatmen – 5 Sekunden Pause, insgesamt fünfmal wiederholen.
5. Nach Abschluß der 5 Atmungszyklen kehren Sie langsam in die Ausgangsstellung zurück.

Anwendungsform B

Wenn Sie zuvor die blauen Figuren befolgt haben, verfahren Sie jetzt so:

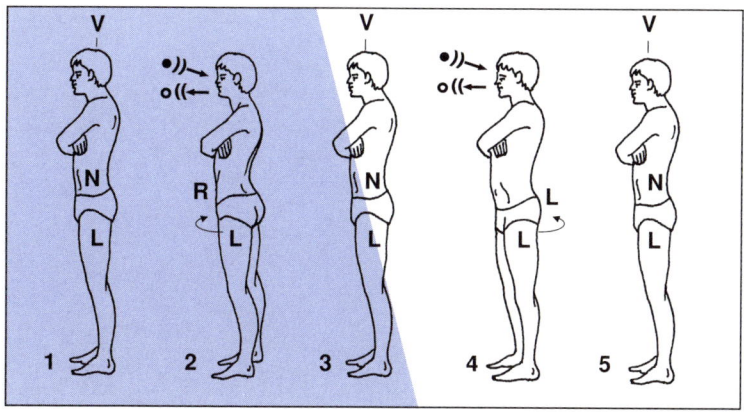

1. Ausgangsstellung.
2. Drehen Sie langsam *nur das Becken* bis an die mögliche Bewegungsgrenze nach *rechts*. In dieser Stellung bleiben und 5 Zilgrei-Atmungszyklen durchführen: Einatmen – 5 Sekunden Pause, ausatmen – 5 Sekunden Pause, insgesamt fünfmal wiederholen.

3. Nach Abschluß der 5 Atmungszyklen kehren Sie langsam in die Ausgangsstellung zurück.
4. Drehen Sie nun *nur das Becken* langsam bis an die *linke* Bewegungsgrenze, und führen Sie in dieser Stellung 5 Zilgrei-Atmungszyklen durch: Einatmen – 5 Sekunden Pause, ausatmen – 5 Sekunden Pause, insgesamt fünfmal wiederholen.
5. Nach Abschluß der 5 Atmungszyklen kehren Sie langsam in die Ausgangsstellung zurück.

Der EISTAUCHER als Prophylaxe

Halten Sie Ihre Lendenwirbelsäule und das Becken beweglich, indem Sie den EISTAUCHER regelmäßig anwenden. Testen Sie, welche Anwendungsform Ihnen am angenehmsten ist.

Türkentaube — Selbstbehandlung Nr. 4469

Die Selbstbehandlung TÜRKENTAUBE lindert und beseitigt Schmerzen in der gesamten Wirbelsäule, insbesondere in den Abschnitten der Hals- und Lendenwirbelsäule und im Becken. Sie hilft auch bei Schmerzen, die in die Beine ausstrahlen, zum Beispiel bei Ischias, und ist zudem ausgezeichnet dazu geeignet, die Wirbelsäule beweglich zu halten und den Tonus der Rückenmuskulatur auszugleichen.

Bewegungsebene: Drehen der Beine und des Kopfes auf der Horizontalebene.

Besondere Hinweise

Die Liegefläche muß einigermaßen hart sein. Ideal ist eine Massageliege mit Nasenschlitz, da dadurch der Kopf in der Ausgangsstellung in einer geraden Linie mit der Wirbelsäule liegt. Ist eine derartige Liege nicht verfügbar, legen Sie ein zusammengerolltes Handtuch unter die Stirn und ein weiteres, größeres etwas unterhalb der Schlüsselbeine. Somit können Sie den Kopf gerade halten, ohne daß die Nase plattgedrückt und die Atmung behindert wird.

Bei dieser Selbstbehandlung wird der Kopf entgegengesetzt zu den Beinen gedreht. Verschlimmern sich Ihre Beschwerden dadurch, lassen Sie den Kopf gerade liegen.

TEST vor Ausführung der Selbstbehandlung
TÜRKENTAUBE

Ausgangsstellung für den Test: In Bauchlage, mit angewinkelten Beinen. Lassen Sie dabei die Füße locker und die Oberschenkel geschlossen.

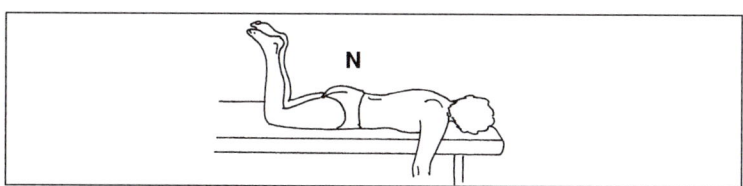

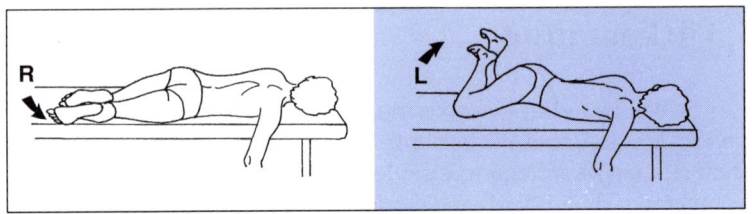

- Lassen die die Beine locker nach *rechts* fallen (weiße Figur).
- Kehren Sie in die Ausgangsstellung zurück.
- Lassen Sie nun die Beine locker nach *links* fallen (blaue Figur).

Testergebnis A

Wenn Ihnen das Fallenlassen der Beine nach *rechts* Beschwerden verursacht, Ihre bestehenden Schmerzen verschlimmert, oder wenn diese Bewegung im Vergleich zur Gegenseite eingeschränkt ist, machen Sie die Selbstbehandlung folgendermaßen:

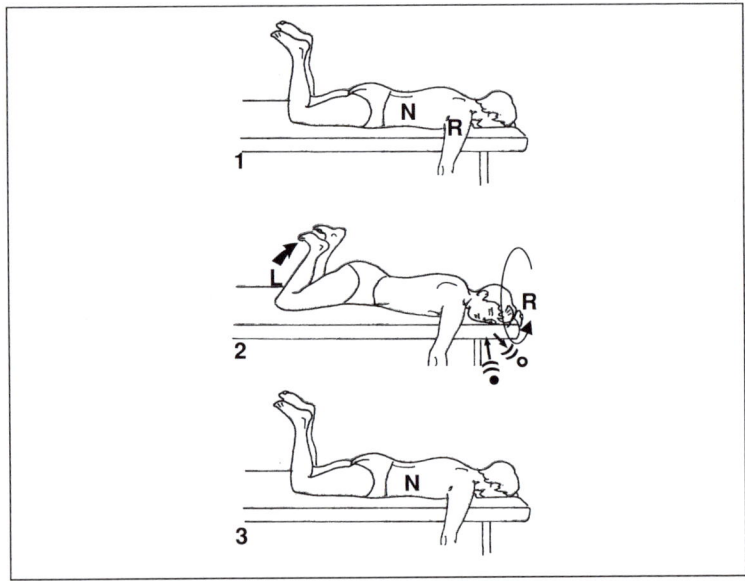

1. Ausgangsstellung: In Bauchlage, Kopf gerade, Beine ca. 90 Grad angewinkelt, Füße locker, Oberschenkel geschlossen.
2. Lassen Sie die Beine langsam und so weit es geht nach *links* fallen. Forcieren Sie nicht, sondern lassen Sie nur die Schwerkraft wirken. Gleichzeitig drehen Sie den Kopf nach *rechts*. Bleiben Sie bewegungslos in dieser Stellung, während Sie 5 Zilgrei-Atmungszyklen durchführen: Einatmen – 5 Sekunden Pause, ausatmen – 5 Sekunden Pause, fünfmal wiederholen.
3. Nach Abschluß der 5 Atmungszyklen drehen Sie Kopf und Beine in die Ausgangsstellung zurück; Beine ausstrecken und entspannen.
DIE SELBSTBEHANDLUNG IST BEENDET.

Testergebnis B

Wenn das Fallenlassen der Beine nach *links* schmerzhaft ist oder bestehende Beschwerden verstärkt, oder wenn diese Bewegung im Vergleich zur Gegenseite eingeschränkt ist, führen Sie die Selbstbehandlung wie folgt aus:

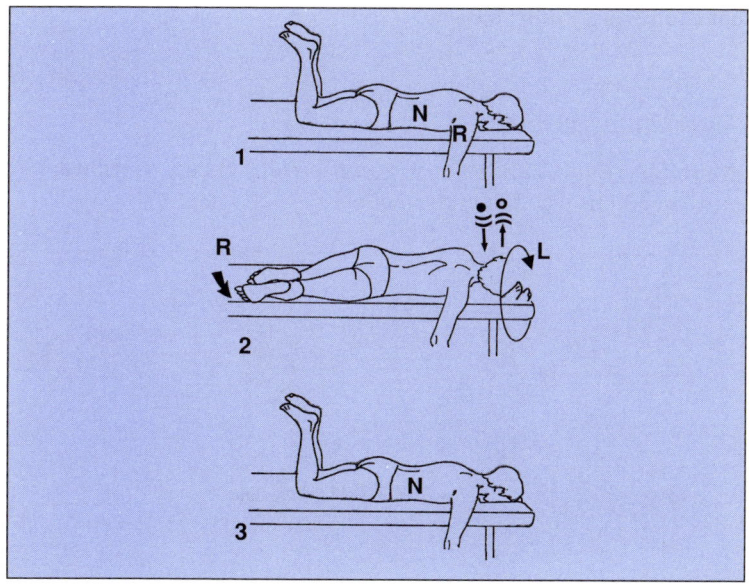

1. Ausgangsstellung: In Bauchlage, Beine ca. 90 Grad angewinkelt, Füße locker, Oberschenkel geschlossen.
2. Lassen Sie die Beine langsam nach *rechts* bis an die mögliche Bewegungsgrenze fallen. Forcieren Sie nicht, sondern lassen Sie nur die Schwerkraft wirken. Drehen Sie gleichzeitig den Kopf nach *links*. In dieser Stellung bleiben und 5 Zilgrei-Atmungszyklen durchführen: Einatmen – 5 Sekunden Pause, ausatmen – 5 Sekunden Pause, insgesamt fünfmal wiederholen.
3. Nach Abschluß der 5 Atmungszyklen kehren Sie wieder in die Ausgangsstellung zurück und entspannen sich.

DIE SELBSTBEHANDLUNG IST BEENDET.

Die TÜRKENTAUBE zur Nachsorge

Um zu verhindern, daß Ihre alten Schmerzen wieder auftreten oder sich neue einstellen, führen Sie die TÜRKENTAUBE zwei- oder dreimal pro Woche aus. Halten Sie sich dabei an die nachfolgenden Anwendungsformen A oder B, je nachdem, wie Sie die Selbstbehandlung ausgeführt haben.

Anwendungsform A

Wenn Sie zuvor die weißen Figuren befolgt haben, verfahren Sie nun zur Nachsorge folgendermaßen:

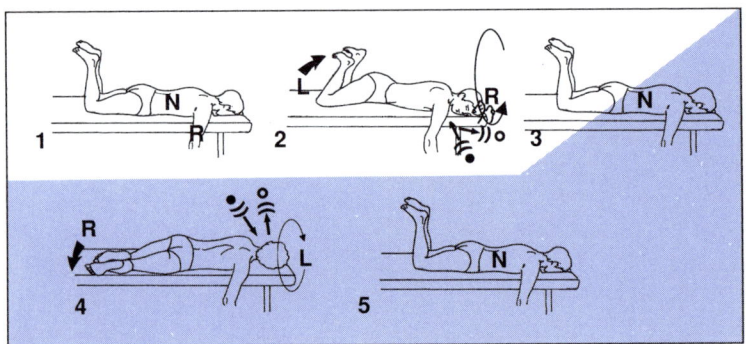

1. Ausgangsstellung.
2. Lassen Sie die Beine langsam nach *links* fallen, und drehen Sie den Kopf gleichzeitig nach *rechts*. In dieser Stellung bleiben und 5 Zilgrei-Atmungszyklen durchführen: Einatmen – 5 Sekunden Pause, ausatmen – 5 Sekunden Pause, fünfmal wiederholen.
3. Kehren Sie nach den 5 Atmungszyklen in die Ausgangsstellung zurück.
4. Nun lassen Sie die Beine langsam nach *rechts* fallen, drehen den Kopf gleichzeitig nach *links* und machen wieder 5 Zilgrei-Atmungszyklen: Einatmen – 5 Sekunden Pause, ausatmen – 5 Sekunden Pause, fünfmal wiederholen.
5. Nach Abschluß der 5 Atmungszyklen kehren Sie langsam in die Ausgangsstellung zurück, strecken die Beine langsam aus und entspannen sich.

Anwendungsform B

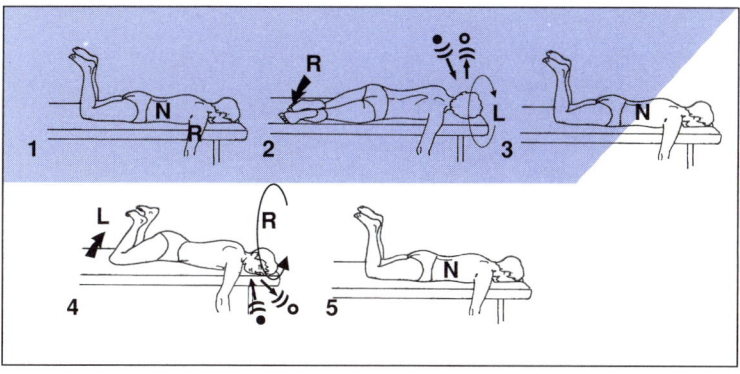

1. Ausgangsstellung.
2. Lassen Sie die Beine langsam nach *rechts* fallen, und drehen Sie den Kopf gleichzeitig nach *links*, ohne zu forcieren. Bleiben Sie in dieser Stellung und machen Sie 5 Zilgrei-Atmungszyklen: Einatmen – 5 Sekunden Pause, ausatmen – 5 Sekunden Pause, fünfmal wiederholen.
3. Kehren Sie nach Abschluß der 5 Atmungszyklen in die Ausgangsstellung zurück.

4. Nun lassen Sie die Beine langsam nach *links* fallen und drehen den Kopf gleichzeitig nach *rechts*. Verharren Sie bewegungslos während der 5 Zilgrei-Atmungszyklen: Einatmen – 5 Sekunden Pause, ausatmen – 5 Sekunden Pause, fünfmal wiederholen.
5. Kehren Sie nach Abschluß der 5 Atmungszyklen in die Ausgangsstellung zurück, strecken Sie die Beine langsam aus, und entspannen Sie sich.

Die TÜRKENTAUBE als Prophylaxe

Wie eingangs erwähnt, hilft die TÜRKENTAUBE besonders gut, die Wirbelsäule beweglich zu halten und den Tonus der Rückenmuskulatur günstig zu beeinflussen. Führen Sie sie deshalb zur Prophylaxe zwei- oder dreimal wöchentlich aus, entsprechend Anwendungsform A oder B, je nachdem, welche Ihnen angenehmer ist.

Rauchschwalbe *Selbstbehandlung Nr. 1479*

Die Wirkung der Selbstbehandlung RAUCHSCHWALBE erstreckt sich hauptsächlich auf den unteren Abschnitt der Brustwirbelsäule und die Lendenwirbelsäule. Sie entspannt die Muskulatur in diesen Bereichen und wirkt ausgleichend auf deren Tonus. Außerdem hilft sie sehr gut bei steifem Rücken. Wir empfehlen die RAUCHSCHWALBE besonders Menschen, die eine sitzende Tätigkeit ausüben.

Bewegungsebene: Seitliches Neigen des Oberkörpers auf der Frontalebene.

Besondere Hinweise

Die Selbstbehandlung erfordert das seitliche Neigen des Oberkörpers, *nicht* das Verlagern des Gewichts von einer Gesäßhälfte auf die andere. Die Bewegung bzw. Stellung kommt zustande durch ein »Abknicken« in der Taille. Sobald Sie spüren, daß sich das Gewicht verlagert, haben Sie die Bewegung bereits übertrieben.

Setzen Sie sich nahe an die vordere Kante eines Stuhls mit harter Sitzfläche und ohne Armlehne, damit die Arme frei schwingen können.

TEST vor Ausübung der Selbstbehandlung
RAUCHSCHWALBE

Ausgangsstellung: Aufrecht und entspannt sitzen, Oberschenkel parallel zum Boden, Knie geschlossen, aber nicht zusammengedrückt. Arme hängen locker neben dem Körper.

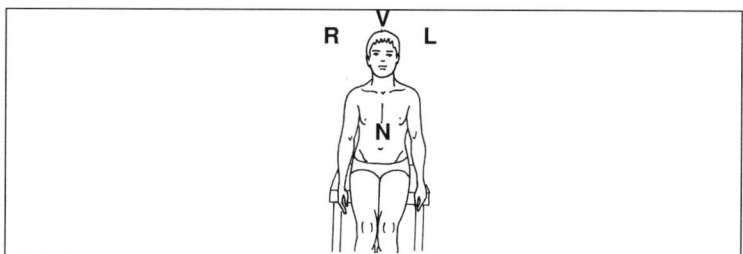

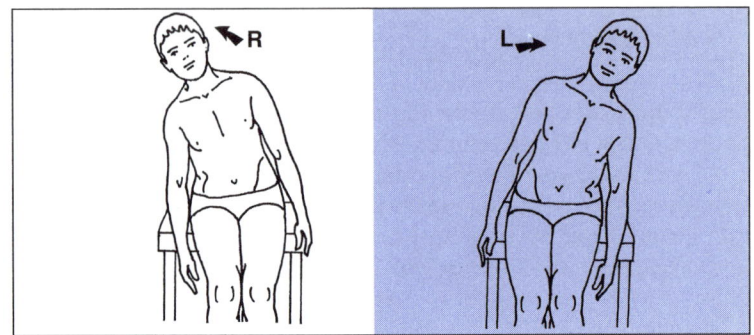

- Neigen Sie den Oberkörper langsam nach rechts (weiße Figur).
- Kehren Sie in die Ausgangsstellung zurück.
- Neigen Sie den Oberkörper langsam nach links (blaue Figur).

Testergebnis A

Wenn das Neigen nach *rechts* (weiße Figur) Schmerzen oder Beschwerden verursacht oder verschlimmert, oder wenn die Bewegung im Vergleich zur Gegenseite eingeschränkt ist, üben Sie die Selbstbehandlung folgendermaßen aus:

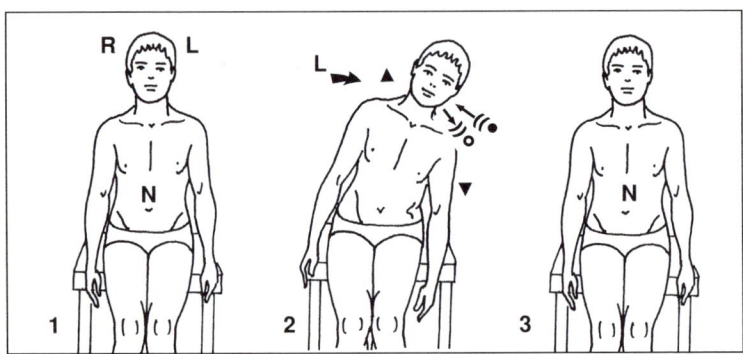

1. Ausgangsstellung: Setzen Sie sich aufrecht und entspannt hin, so weit nach vorn, daß die Arme frei schwingen können. Knie sind geschlossen, Oberschenkel parallel zum Boden und die Füße flach auf dem Boden.

2. Neigen Sie sich langsam nach *links,* ohne dabei das Gewicht merklich zu verlagern, jedoch bis an die mögliche Bewegungsgrenze. Heben Sie nun die rechte Schulter etwas nach oben, und senken Sie gleichzeitig die linke nach unten, ohne zu übertreiben und ohne sich dabei zu verspannen. In dieser Stellung bleiben und 5 Zilgrei-Atmungszyklen durchführen: Einatmen – 5 Sekunden Pause, ausatmen – 5 Sekunden Pause, fünfmal wiederholen.
3. Nach Abschluß der 5 Atmungszyklen kehren Sie langsam in die Ausgangsstellung zurück.

DIE SELBSTBEHANDLUNG IST BEENDET.

Testergebnis B

Wenn Ihnen das Neigen des Oberkörpers nach *links* (blaue Figur) Schmerzen verursacht bzw. Ihre Beschwerden verstärkt, oder wenn diese Bewegung im Vergleich zur Gegenseite eingeschränkt ist, machen Sie die Selbstbehandlung wie folgt:

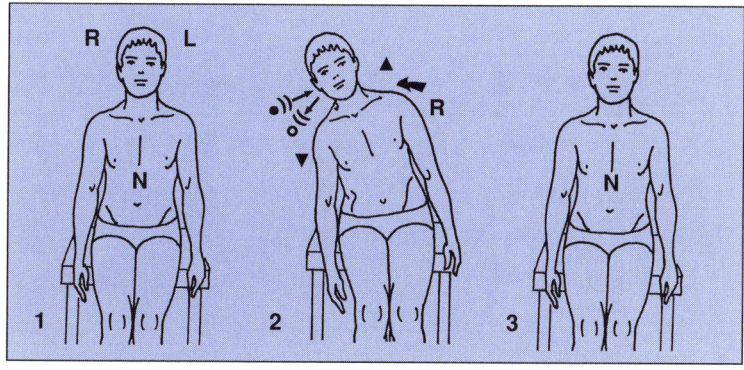

1. Ausgangsstellung: Aufrecht und entspannt sitzen; Arme müssen locker schwingen können, Oberschenkel sind horizontal, Knie geschlossen und Füße flach auf dem Boden.
2. Neigen Sie den Oberkörper langsam nach *rechts* bis an die mögliche Bewegungsgrenze, ohne dabei das Gewicht merklich zu verlagern. Heben Sie nun die linke Schulter etwas nach oben, und senken Sie die rechte etwas nach unten. Übertreiben Sie die Bewegung nicht, und verspannen Sie sich nicht dabei. Machen

Sie 5 Zilgrei-Atmungszyklen: Einatmen – 5 Sekunden Pause, ausatmen – 5 Sekunden Pause, fünfmal wiederholen.
3. Nach Abschluß der 5 Atmungszyklen kehren Sie in die Ausgangsstellung zurück.
DIE SELBSTBEHANDLUNG IST BEENDET.

Die RAUCHSCHWALBE zur Nachsorge

Wenden Sie die RAUCHSCHWALBE zwei- oder dreimal pro Woche an; so können Sie das Auftreten alter und neuer Beschwerden wirksam verhindern. Wählen Sie die Anwendungsform A oder B, je nachdem, wie Sie die Selbstbehandlung ausgeführt haben.

Anwendungsform A

Wenn Sie zur Selbstbehandlung die weißen Figuren befolgt haben, verfahren Sie nun zur Nachsorge folgendermaßen:

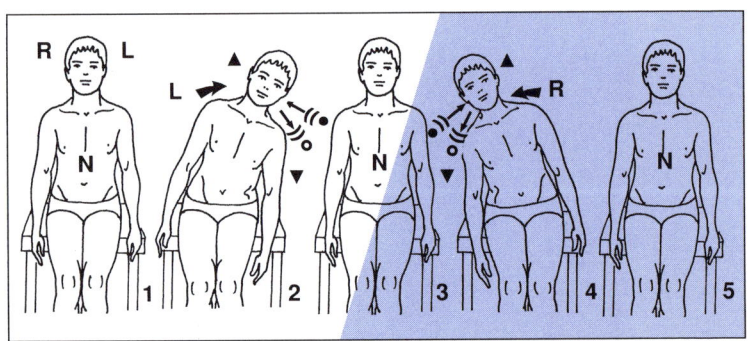

1. Ausgangsstellung.
2. Neigen Sie den Oberkörper so weit es bequem geht, ohne das Gewicht zu verlagern, nach *links*. Heben Sie die rechte Schulter, und senken Sie gleichzeitig die linke – nur ein wenig, nicht übertreiben! In der Stellung bleiben und 5 Zilgrei-Atmungszyklen durchführen: Einatmen – 5 Sekunden Pause, ausatmen – 5 Sekunden Pause, fünfmal wiederholen.
3. Kehren Sie nach den 5 Atmungszyklen in die Ausgangsstellung zurück.

4. Nun wiederholen Sie das gleiche, indem Sie den Oberkörper nach *rechts* neigen, die linke Schulter anheben, die rechte senken und in dieser Stellung 5 Zilgrei-Atmungszyklen durchführen: Einatmen – 5 Sekunden Pause, ausatmen – 5 Sekunden Pause, fünfmal wiederholen.
5. Kehren Sie nach Abschluß der 5 Atmungszyklen langsam in die Ausgangsstellung zurück.

Anwendungsform B

Wenn Sie zur Selbstbehandlung die blauen Figuren befolgt haben, richten Sie sich nun nach den folgenden Abbildungen:

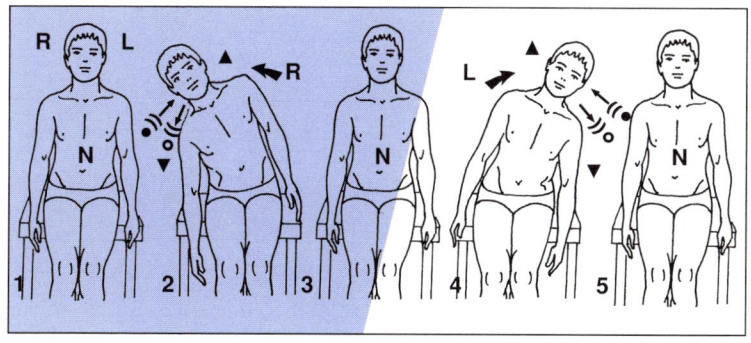

1. Ausgangsstellung.
2. Neigen Sie den Oberkörper nach *rechts,* heben Sie die linke Schulter, und senken Sie die rechte. In dieser Stellung 5 Zilgrei-Atmungszyklen durchführen: Einatmen – 5 Sekunden Pause, ausatmen – 5 Sekunden Pause, fünfmal wiederholen.
3. Kehren Sie in die Ausgangsstellung zurück.
4. Nun neigen Sie den Oberkörper nach *links,* heben die rechte Schulter, senken die linke und führen in dieser Stellung wieder 5 Zilgrei-Atmungszyklen durch: Einatmen – 5 Sekunden Pause, ausatmen – 5 Sekunden Pause, fünfmal wiederholen.
5. Kehren Sie nach den 5 Atmungszyklen in die Ausgangsstellung zurück.

Die RAUCHSCHWALBE als Prophylaxe

Die RAUCHSCHWALBE ist gut geeignet, wenn Sie etwas auf der Frontalebene für Ihre Wirbelsäule tun wollen. Sie steigert deren Beweglichkeit und wirkt sich günstig auf den Tonus der Rückenmuskulatur aus. Zwei- oder dreimal pro Woche ausgeübt, bringt sie sehr viel. Testen Sie vorher, welche Anwendungsform Ihnen am angenehmsten ist.

Was tun, wenn die gewünschte Wirkung ausbleibt?

Erwarten Sie von Zilgrei keine Wunder! Seien Sie vielmehr geduldig sowohl mit sich selbst als auch mit der Methode, und verlieren Sie nicht gleich den Mut, wenn Ihre Schmerzen nicht sofort verschwinden. In vielen Fällen stellt sich bereits nach der ersten Anwendung schon eine Besserung ein, in anderen, besonders bei hartnäckigen, chronischen Beschwerden, dauert es etwas länger. Wichtig ist, daß Sie die Verbesserungen erkennen, auch wenn Sie noch so gering sind oder sich anfänglich »nur« in der Zunahme der Bewegungsspanne ausdrücken. Das ist schon sehr viel, denn es besteht eine direkte Verbindung zwischen Bewegungseinschränkung und Schmerzen.

Wenn also zu Beginn der Therapie die Schmerzen sich nicht verändern, aber die Bewegungsspanne zunimmt, bedeutet das, daß Ihr Körper auf die Selbstbehandlungen anspricht. Fahren Sie deshalb mit der regelmäßigen Anwendung fort, Sie werden sehen, daß auch Ihre Schmerzen abnehmen und mit der Zeit verschwinden.

Beschwerden können generell in drei Kategorien eingeteilt werden, in:
1. akute
2. chronische
3. wiederholte, krampfartige, wechselhafte

Seit kurzem bestehende, akute Beschwerden sprechen erfahrungsgemäß ziemlich rasch auf die Zilgrei-Selbstbehandlungen an.

Chronische Erkrankungen brauchen meist länger, obwohl sich kleine Anzeichen der Besserung bereits nach den ersten Anwendungen bemerkbar machen.

Wiederholt auftretende, krampfartige oder wechselhafte Zustände können sich wie akute, aber auch wie chronische oder eine Kombination von beiden verhalten.

Sie sollten sich darüber im klaren sein, wie wichtig es ist, ein Nachsorgeprogramm zu befolgen, sobald sich Ihr Gesundheitszustand gebessert hat und Sie keine Schmerzen mehr haben. Besonders Menschen, deren Beschwerden in die dritte Kategorie fallen, tendieren dazu, die Anwendung der Methode aufzugeben, sobald sich ihr Zustand gebessert hat. Gerade sie sollten sich Zilgrei zur Gewohnheit machen, weil sie meist abwechselnd zwischen akutem und chronischem Zustand schwanken. Der Körper braucht einfach Zeit, bis er in der Lage ist, Schäden zu beheben, die sich über einen langen Zeitraum hin entwickelt haben.

Wenn Sie nach einigen Tagen der Anwendung überhaupt keine positive Wirkung feststellen, die Schmerzen unvermindert anhalten und die Beweglichkeit nicht im geringsten zugenommen hat, ist es gut möglich, daß Sie die Selbstbehandlungen falsch ausführen oder sich jene ausgesucht haben, die für Ihre Beschwerden nicht geeignet sind.

Überprüfen Sie, ob Sie die Zilgrei-Atmung korrekt durchführen, ob Sie die angesprochene Bewegungsebene präzise einhalten, ob Sie die in den Anweisungen vorgeschriebene Stellung während der gesamten fünf Atmungszyklen beibehalten.

Wenn Sie sich überzeugt haben, daß Sie alles richtig machen, versuchen Sie es mit einigen Selbstbehandlungen, die Sie noch nicht ausprobiert haben. Vielleicht sind einige darunter, auf die Sie besser ansprechen.

Hilft auch das nichts, wenden Sie sich an Zilgrei-Lehrerinnen oder -Lehrer oder an Zilgrei-Therapeutinnen oder -Therapeuten. Sie kennen noch viele andere Selbstbehandlungen und sind darüber hinaus aufgrund ihres Wissens, das sie in von der Deutschen Zilgrei-Gesellschaft e.V. abgehaltenen Ausbildungskursen erworben haben, fähig, Ihnen für Sie »maßgeschneiderte« Selbstbehandlungen zu empfehlen.

Es könnte nämlich gut sein, daß die Ursachen Ihrer Kreuzschmerzen nicht in diesem Körperbereich liegen, sondern in einem

anderen Teil der Wirbelsäule, etwa im Nackenbereich. Sie sollten dann logischerweise Selbstbehandlungen für die Halswirbelsäule anwenden, die in diesem Buch, mit Ausnahme von SCHWAN und EISVOGEL, nicht enthalten sind. Umgekehrt kommt es auch häufig vor, daß eine Selbstbehandlung für das Becken oder die Lendenwirbelsäule Kopfschmerzen oder einen steifen Hals zum Verschwinden bringt. Denken Sie an das Kapitel am Anfang des Buches bezüglich der Einheit des Menschen. Demnach ist es einleuchtend, daß eine Selbstbehandlung für einen bestimmten Körperteil eine positive Wirkung auch auf andere Körperbereiche ausübt. Zum Beispiel eine Zilgrei-Selbstbehandlung für:
- die Halswirbelsäule kann günstige Auswirkungen auf den Kopf, die Schultern, die Arme und die Brustwirbelsäule haben.
- die Brustwirbelsäule kann günstige Auswirkungen auf den Nacken, die Schultern, die Arme und die Lendenwirbelsäule haben.
- die Lendenwirbelsäule kann günstige Auswirkungen auf die Brustwirbelsäule, auf das Becken, auf Beine und Füße haben.
- das Becken kann günstige Auswirkungen auf die Lendenwirbelsäule, die Beine und die Füße haben.
- die Beine kann günstige Auswirkungen für das Becken, die Knie, die Fußgelenke und die Füße haben.

Das ebenfalls im Mosaik Verlag erschienene Buch *Neue Hoffnung: Zilgrei* enthält Selbstbehandlungen für die am häufigsten auftretenden Beschwerden des Bewegungsapparates, die gemeinhin dem »Rheuma« und der Arthrose zugeschrieben werden. Außerdem beinhaltet es Selbstbehandlungen gegen Stuhlverstopfung, Menstruationsbeschwerden und streßbedingte nervöse Beschwerden.

Wie und wo können Sie die Zilgrei-Methode erlernen?

Publikationen

Das im Mosaik Verlag erschienene Buch *Neue Hoffnung: Zilgrei* enthält erweiterte Informationen über die Zilgrei-Methode, ihre Entstehungsgeschichte, ihre Anwendungsmöglichkeiten sowie Abbildungen und Erläuterungen, die alle drei Abschnitte der Wirbelsäule, das Becken, Schultern, Hüft-, Fuß-, Handgelenke, Knie und Ellenbogen – praktisch den gesamten Bewegungsapparat – einbeziehen. Sie erhalten das Buch über den Buchhandel oder über die Deutsche Zilgrei-Gesellschaft e.V., Geschäftsstelle, Savignystr. 80, 60325 Frankfurt/Main.

In Italien, dem Ursprungsland der Zilgrei-Methode, sind bisher beim Verlag Arnoldo Mondadori von den gleichen Autoren erschienen:
- Zilgrei – Il Metodo Per Eliminare Subito Il Dolore
- Zilgrei – Come Eliminare Da Soli Il Mal di Schiena
- Zilgrei – Come Eliminare Subito Il Mal di Testa e i Dolori da Artrosi Cervicale
- Zilgrei – Come Eliminare da Soli i Dolori agli Arti Superiori
- Zilgrei – Come Eliminare da Soli i Dolori agli Arti Inferiori

Inzwischen gibt es auch die deutsche Ausgabe des italienischen Buches über Kopf- und Nackenschmerzen, und weitere Übersetzungen sind in Vorbereitung. Bis zum gegenwärtigen Zeitpunkt (Oktober 1991) sind über 6 000 Selbstbehandlungsanwendungen entwickelt worden, die nicht nur den Bewegungsapparat betreffen, sondern auch sehr erfolgreich bei Zivilisationskrankheiten wie Streß, Verstopfung, Schlaflosigkeit, Nervosität usw. eingesetzt werden können. Im übrigen hat sich Zilgrei als äußerst wirksam während Schwangerschaft und Geburt erwiesen. Auch darüber wird in absehbarer Zeit ein Buch erscheinen.

Beratung
Wenn Sie persönliche Beratung benötigen oder erfahren möchten, ob es in Ihrer Nähe Zilgrei-Therapeuten/innen oder -Lehrer/innen gibt, wenden Sie sich an die
Deutsche Zilgrei-Gesellschaft e.V.
Geschäftsstelle
Savignystr. 80
60325 Frankfurt/Main
Telefon 0 69/74 95 84

Gegen Einsendung eines adressierten Umschlags und 5 DM in Briefmarken erhalten Sie Informationsmaterial und ein Lehrer- bzw. Therapeutenverzeichnis. Die Unterlagen informieren Sie unter anderem über Privat- und Gruppenlektionen.

Ausbildungskurse
Wenn Sie daran interessiert sind, Ihre Kenntnisse über die Zilgrei-Methode zu vertiefen, oder Zilgrei beruflich anwenden möchten, können Sie die regelmäßig von der Deutschen Zilgrei-Gesellschaft e.V. abgehaltenen Ausbildungskurse besuchen. Die Kurse werden belegt von Frauen und Männern aller medizinischen und paramedizinischen Fachbereiche, von Sport-, Yoga-, Gymnastiklehrern, Psychologen; ja man könnte sagen, im allgemeinen von Menschen, die beruflich oder aus Überzeugung mit Menschen zu tun haben. Viele heute aktive Zilgrei-Lehrerinnen und -Lehrer verfügen über keinerlei medizinische Kenntnisse. Sie haben sich in Zilgrei ausbilden lassen, um in Privatlektionen oder Selbsthilfekursen (oft auch an Volkshochschulen) die Methode zum Zweck der Selbsthilfe weiterzuvermitteln. Der Grundkurs dauert acht Tage, aufgeteilt in zwei Teile.
Die Geschäftsstelle der Deutschen Zilgrei-Gesellschaft e.V. in Frankfurt ist zuständig für die Organisation der Ausbildungskurse. Sie schickt Ihnen gern auf Anfrage nähere Informationen darüber.
Die Ausbildungs- und Weiterbildungskurse werden auch von vielen Ärzten besucht, die ihren Patienten wirksame Behandlungsmöglichkeiten anbieten möchten, die über die Schulmedizin hinausgehen und den Medikamentenkonsum einschränken. In der Tat ist Zilgrei sehr umfassend, so daß es notwendig wurde, die Selbstbehandlungsanwendungen vier Hauptkategorien zuzuordnen, die Aufschluß darüber geben, welche Selbstbehandlungen von wem angewendet werden dürfen.
Grad 1: Sämtliches Material, das heißt Informationen, Tests, Selbstbehandlungen usw. ist jedermann zugänglich und kann von jedermann angewendet werden, zum Beispiel der Inhalt dieses Buches und des Buches *Neue Hoffnung: Zilgrei.*
Grad 2: Diese Selbstbehandlungen können mit Hilfe einer x-beliebigen Person, die nicht unbedingt in Zilgrei ausgebildet ist, angewendet werden.

Grad 3: Die Anwendungen dürfen nur nach Anweisung und unter Aufsicht einer/eines von der Deutschen Zilgrei-Gesellschaft ausgebildeten Zilgrei-Lehrerin/-Lehrers ausgeführt werden.

Grad 4: Die Anwendungen benötigen die Aufsicht eines Arztes oder Heilpraktikers, die in der Zilgrei-Methode ausgebildet sind (selbstverständlich durch die Deutsche Zilgrei-Gesellschaft).

Wir weisen ausdrücklich darauf hin, daß nur Personen, die in von den Autoren bewilligten Kursen ausgebildet und im Besitz eines von Herrn Dr. Greissing unterschriebenen Zertifikats sind, befugt sind, die Zilgrei-Methode *zum Zweck der Selbsthilfe* bzw. zur Behandlung (sofern ihr Berufsstand dies zuläßt) weiterzuvermitteln.

Damit Sie nicht Gefahr laufen, sich einer Person anzuvertrauen, die in Zilgrei nicht kompetent ist, lassen Sie sich das Zertifikat vorlegen.

Register

Abbildungen, Verständnis der 72f.
ADLER 63, 86-91
Allgemeinbefinden, Verbesserung
-: BLAUKEHLCHEN 119
-: EISVOGEL 85
AMSEL 133f.
Anwendungsformen A und B 73
Arbeiten, anstrengende und schwere: BLAUKEHLCHEN 115
Armschmerzen: SCHWAN 74
Arthritis 31
Arthrose 31f., 183
Arthrose im Halsbereich
-: BLAUELSTER 135
-: BLAUKEHLCHEN 115
Arthrose im Lendenbereich
-: BLAUELSTER 135
-: BLAUKEHLCHEN 115
-: ELSTER 127
-: KIEBITZ 96
-: KRÄHE 102
Atmung 22, 37, 47-52
- Bauchatmung 53
- Faktoren zur Beeinträchtigung der 48f.
- Zilgrei-Methode *siehe dort*
Atmungsdynamik, Auswirkung der 50
Atmungszyklus siehe Zilgrei-Atmungszyklus
Aufstehen aus dem Bett 24, 26f.

Aufstehen, Schwierigkeiten beim: KIEBITZ 96
Autofahren, zu langes 23f.

Bandscheibenbeschwerden: KIEBITZ 96
Basisbewegungsebenen 36f., 39-45
Basis-Selbstbehandlungen 63, 66
Baucheinziehen 21f.
Bauchmuskeln, Funktion beim Atmen 22
Bauchmuskulatur, Stärkung: KRÄHE 102
Beckenbelastung beim Sitzen 23f.
Beckenbereich, Schmerzen
-: ADLER 86
-: AMSEL 133
-: EISTAUCHER 164
-: ELSTER 127
-: KRÄHE 102
-: KRANICH 92
-: ORTOLAN 112
-: PERLHUHN 159
-: STOCKENTE 148
-: STRANDLÄUFER 143
-: SUMPFOHREULE 100
-: TAUBE 137
-: TÜPFELSUMPFHUHN 120
-: TÜRKENTAUBE 169
Beckenbereich, Strukturveränderung im 14
Beckenverformungen 22
Beine, geschwollene 22

Beine, Schmerzen
-: ADLER 86
-: EISVOGEL 75
-: ELSTER 127
-: GROSSTRAPPE 140
-: KRANICH 92
-: SCHNEEAMMER 150
-: STRANDLÄUFER 143
-: TÜPFELSUMPFHUHN 120
-: TÜRKENTAUBE 169
Beschwerden
- akute 181f.
- chronische 182
- wiederholt auftretende 182
- Zusammenhänge im Körper 12f.
Bewegungsebenen des Körpers 39-41
Bewegungseinschränkung beim Neigen des Oberkörpers: WIESENWEIHE 107
Bewegungsmangel 48
Biokybernetik 31f.
Blähbauch: AMSEL 133
BLAUELSTER 135f.
BLAUKEHLCHEN 42, 115-119
Blutzirkulation, schlechte 22
-: ADLER 86
-: ELSTER 127
Brustwirbelbereich, Schmerzen: BLAUKEHLCHEN 115
Brustwirbelsäule, Beschwerden in der unteren
-: RAUCHSCHWALBE 175
-: WIESENWEIHE 107

Chiropraxis 33

Darmtätigkeit, Anregung: KRÄHE 102
Diskopathie
-: BLAUELSTER 135
-: BLAUKEHLCHEN 115
-: ELSTER 127
-: KRÄHE 102
-: WIESENWEIHE 107
EISTAUCHER 164-168
EISVOGEL 63, 66, 79-85
ELSTER 127-132
Empfindungsvermögen, Schulung 37

Entspannung, allgemeine: SCHNEEAMMER 150, 153
Entspannung der gesamten Wirbelsäule
-: EISVOGEL 63
-: SCHWAN 63
Entspannung der Muskulatur
-: EISVOGEL 63
-: SCHWAN 63
-: STOCKENTE 148
Epikondylitis 32
Erkältung: BLAUKEHLCHEN 115
Ernährung, natürliche 14f.

Frontalebene 41, 107, 122
Fuß, Schmerzen 12

Ganzheitskonzept (Einheit des Menschen) 11ff., 15f., 50f., 183
Geburt, Zilgrei-Methode bei der 34, 184
Gegenbewegung (Gegenposition), Prinzip der 33f., 69
Gesäßschmerzen: KRANICH 92
Gesundheit, Grundpfeiler der 14f.
Gewichte heben 27
Gewichte tragen 27ff.
Gleichgewicht, biochemisches 14f.
Gleichgewicht, kîrperliches 13
Gleichgewicht, seelisches 13, 15
Grippe: BLAUKEHLCHEN 115
GROSSTRAPPE 140ff.

Hals, steifer: SCHWAN 74
Halswirbelbereich, Beschwerden 12
-: ADLER 86
-: BLAUKEHLCHEN 115
-: EISVOGEL 183
-: SCHWAN 74, 183
-: TÜRKENTAUBE 169
Hände, eingeschlafene: SCHWAN 74
Hexenschuß 32
-: EISTAUCHER 164
-: ELSTER 127
-: KIEBITZ 96
-: KRÄHE 102
-: STOCKENTE 148
-: UFERSCHWALBE 154

-: WIESENWEIHE 107
Hinsetzen, Schwierigkeiten beim:
KIEBITZ 96
Hinterhauptneuralgie 32
Horizontalebene 40, 74, 79, 120,
137, 143, 154, 164, 169, 175
Hüftgelenk, Beschwerden:
STRANDLÄUFER 143

Ileosakralgelenk, Schmerzen 24
-: KRÄHE 102
-: ORTOLAN 112
-: PERLHUHN 159
-: STRANDLÄUFER 143
-: TÜPFELSUMPFHUHN 120
Ischias 32
-: ADLER 86
-: BLAUELSTER 135
-: BLAUKEHLCHEN 115
-: EISTAUCHER 164
-: EISVOGEL 75
-: ELSTER 127
-: GROSSTRAPPE 140
-: KIEBITZ 96
-: KRÄHE 102
-: KRANICH 92
-: ORTOLAN 112
-: PERLHUHN 159
-: STOCKENTE 148
-: TÜPFELSUMPFHUHN 120
-: UFERSCHWALBE 154

KIEBITZ 96-99
Kleidung, zu enge 22, 24
Kontraindikationen 36
Koordination von Atmung und
Bewegung 32
Kopfschmerzen 22, 32, 184
-: SCHWAN 74
Körperbeanspruchung, einseitige
siehe Monolateralismus
Körperbewegungen bei Zilgrei 32
Körperbewußtsein 37, 42, 44f.
Körperhaltung 48, 51
Körperstellungen bei Zilgrei 32
Körperstruktur 14
KRÄHE 102-106
KRANICH 92-95
Kreuzbein, Beschwerden
-: PERLHUHN 159

-: STOCKENTE 148
-: SUMPFOHREULE 100
-: TAUBE 137
-: STRANDLÄUFER 143
Kreuzschmerzen 19
-: ADLER 86
-: AMSEL 133
-: EISVOGEL 75
-: ELSTER 127
-: GROSSTRAPPE 140
-: KIEBITZ 96
-: KRÄHE 102
-: KRANICH 92
-: ORTOLAN 112
-: SCHNEEAMMER 150
-: SCHNEEFINK 122
-: STOCKENTE 148
-: TAUBE 137
-: UFERSCHWALBE 154

Leistenbeschwerden
-: KRANICH 92
-: TAUBE 137
-: TÜPFELSUMPFHUHN 120
-: UFERSCHWALBE 154
Lendenwirbelbereich, Schmerzen
-: ADLER 86
-: BLAUKEHLCHEN 115
-: EISVOGEL 75
-: ELSTER 127
-: GROSSTRAPPE 140
-: KRÄHE 102
-: KRANICH 92
-: ORTOLAN 112
-: SCHNEEAMMER 150
-: SCHNEEFINK 122
-: STOCKENTE 148
-: STRANDLÄUFER 143
-: TAUBE 137
-: TÜPFELSUMPFHUHN 120
-: UFERSCHWALBE 154
Lendenbereich, Unbeweglichkeit:
EISTAUCHER 164
Lendenwirbelsäule, Beschwerden
-: EISVOGEL 79
-: KIEBITZ 96
-: KRÄHE 102
-: PERLHUHN 159
-: RAUCHSCHWALBE 175
-: STRANDLÄUFER 143

-: SUMPFOHREULE 100
-: TÜRKENTAUBE 169
-: WIESENWEIHE 107
Lendenwirbelsäule, Überlastung der 23
Lendenwirbelsäule, Unbeweglichkeit
-: KIEBITZ 96
-: EISVOGEL 75
Lumbago
-: BLAUELSTER 135
-: BLAUKEHLCHEN 115
-: GROSSTRAPPE 140
-: PERLHUHN 159
-: SCHNEEAMMER 150

Medikamente 14f.
- Allergie 34
Medizin, Spezialisierung in der 15f.
Menstruationsbeschwerden 32, 183
-: AMSEL 133
-: ELSTER 127
Migräne: SCHWAN 74
Monolateralismus 20f.
Muskelschmerzen 32
Muskelverspannung, allgemeine
-: EISVOGEL 75
-: STOCKENTE 148
Muskelverspannung von Kreuz bis Oberschenkel: SCHNEEFINK 122

Nachsorgeprogramm 182
-: ADLER 89ff.
-: BLAUKEHLCHEN 117
-: EISTAUCHER 166ff.
-: EISVOGEL 83f.
-: ELSTER 130ff.
-: GROSSTRAPPE 142
-: KIEBITZ 99
-: KRÄHE 104ff.
-: KRANICH 95
-: ORTOLAN 114
-: PERLHUHN 163
-: RAUCHSCHWALBE 178f.
-: SCHNEEAMMER 153
-: SCHNEEFINK 124ff.
-: SCHWAN 77f.

-: STOCKENTE 149
-: STRANDLÄUFER 145ff.
-: SUMPFOHREULE 101
-: TAUBE 139
-: TÜPFELSUMPFHUHN 121
-: TÜRKENTAUBE 172ff.
-: UFERSCHWALBE 157f.
-: WIESENWEIHE 110f.
Nacken-Schulterbereich, Verspannung: SCHWAN 74
Nackenschmerzen 184
Nervensystem, Auswirkungen von Strukturveränderungen auf das 14
Nervosität 32, 48, 183f.
Neuralgien
-: ADLER 86
-: EISVOGEL 75

Oberschenkelschmerzen
-: TAUBE 137
-: TüPFELSUMPFHUHN 120
-: UFERSCHWALBE 154
Oberschenkelschmerzen an der Außenseite: SCHNEEFINK 122
Organfunktion, Verbesserung der 35
Organismus, Einheit des 51
ORTOLAN 112ff.

Perarthritis 32
PERLHUHN 159-163
Prophylaxe
-: ADLER 91
-: AMSEL 134
-: BLAUELSTER 136
-: BLAUKEHLCHEN 119
-: EISTAUCHER 168
-: EISVOGEL 85
-: ELSTER 132
-: GROSSTRAPPE 142
-: KIEBITZ 99
-: KRÄHE 102, 106
-: RAUCHSCHWALBE 180
-: SCHNEEAMMER 153
-: SCHNEEFINK 126
-: SCHWAN 78
-: STOCKENTE 149
-: STRANDLÄUFER 147
-: SUMPFOHREULE 101

-: TÜPFELSUMPFHUHN 121
-: TÜRKENTAUBE 174
-: UFERSCHWALBE 158
-: WIESENWEIHE 111

RAUCHSCHWALBE 175-180
Reaktionen des Kîrpers auf Zilgrei-Methode 35f.
Rechtshänder 20f., 112
Rheuma 31, 183
Rücken, steifer
-: GROSSTRAPPE 140
-: RAUCHSCHWALBE 175
Rückenmuskulatur, Tonusausgleich 63
-: ADLER 86
-: EISVOGEL 63, 79
-: SCHWAN 63
-: TÜRKENTAUBE 169
Rückenmuskulatur, Verspannung
-: EISVOGEL 79
-: SCHNEEAMMER 150
-: SCHWAN 74
Rückenschmerzen 19-31
- Ursachen 19-24
Rückgrat, Unbeweglichkeit:
SCHNEEAMMER 150

Sagittalebene 39, 92, 96, 100, 102, 112, 115, 127, 135, 140, 148, 150, 159
Schlaflosigkeit 184
-: ADLER 86
-: SCHNEEAMMER 150
Schleimbeutelentzündung 32
Schmerzen bei der Zilgrei-Selbstbehandlung 35f. dopp
Schmerzsymptome, Reaktion auf 29
SCHNEEAMMER 150-153
SCHNEEFINK 122-125
Schuhe mit zu hohen Absätzen 23
Schulterschmerzen: SCHWAN 74
SCHWAN 63, 66, 74-78
Schwangerschaft, Zilgrei-Methode in der 34, 184
Schwerkraftzentrum des Körpers 23
Schwindelgefühl 22
-: SCHWAN 74
Sehnenscheidenentzündung 32

Selbstbehandlung
- Auswahl der richtigen 63f.
- Verhalten nach Abschluß 66
- Vorbereitung 66
- Vorgehensweise 65f.
Selbstheilungskraft des Körpers 16, 31
Selbstuntersuchung (Test) 39, 69
-: ADLER 86ff.
-: BLAUKEHLCHEN 115ff.
-: EISTAUCHER 164ff.
-: EISVOGEL 80ff.
-: ELSTER 127-130
-: GROSSTRAPPE 140
-: KIEBITZ 96
-: KRÄHE 102ff.
-: KRANICH 92-ff.
-: ORTOLAN 112f.
-: PERLHUHN 159-162
-: RAUCHSCHWALBE 175-178
-: SCHNEEAMMER 150ff.
-: SCHNEEFINK 122ff.
-: SCHWAN 75ff.
-: STRANDLÄUFER 143ff.
-: TAUBE 137ff.
-: TÜPFELSUMPFHUHN 120f.
-: TÜRKENTAUBE 169-172
-: UFERSCHWALBE 154ff.
-: WIESENWEIHE 107ff.
Selbstwahrnehmung 37, 42, 44f.
Selye, Hans 14
Sitzen, zu häufiges und zu langes 19f., 23
Sitzen, Beschwerden: RAUCHSCHWALBE 175
Skoliose 64
Spannkraft, Erhöhung der
-: Adler 86
-: KRÄHE 102
Spinalnerven, Kompression der
-: ADLER 86
-: EISVOGEL 79
STOCKENTE 148f.
STRANDLÄUFER 143-147
Streß 31, 48, 183f.
-: ADLER 86
-: BLAUKEHLCHEN 119
-: EISVOGEL 75
SUMPFOHREULE 100f.
Symbole, verwendete 70f.

TAUBE 137ff.
Trigeminusneuralgie 32
TÜPFELSUMPFHUHN 120f.
TÜRKENTAUBE 169-174

Übergewicht 20
UFERSCHWALBE 154-158
Verdauung, Anregung: KRÄHE 102
Verstopfung 32, 183f.
Vitalität, Erhîhung der: KRÄHE 102

WIESENWEIHE 107-111
Wirbelgelenke, Unbeweglichkeit
-: BLAUELSTER 135
-: EISVOGEL 79
Wirbelsäule, Auswirkung der Atmung auf 50
Wirbelsäule, Beschwerden in der gesamten
-: ADLER 86
-: BLAUELSTER 135
-: BLAUKEHLCHEN 115
-: ELSTER 127
-: KRÄHE 102
-: SCHNEEAMMER 150
-: SUMPFOHREULE 100
-: TÜRKENTAUBE 169
Wirbelsäule, Beschwerden in der unteren 19
-: EISTAUCHER 164
-: TÜPFELSUMPFHUHN 120
Wirbelsäule, Strukturveränderung der 14
Wirbelsäule, Unbeweglichkeit der gesamten
-: BLAUELSTER 135
-: KRÄHE 102
-: SCHWAN 74
-: TÜRKENTAUBE 169
Wirbelsäulenbewegungen beim Atmen 22
Wirbelsäulenfunktionen 13f.

Zervikobrachialsyndrom 32
Zilgrei-Atmung 53-61
- dynamogene 32
- Fehler bei der 58, 60
- Hilfen zum Erlernen 56ff.
Zilgrei-Atmungszyklus 24, 53ff.
- Anzahl pro Selbstbehandlung 60
Zilgrei-Methode
- Anwendungshäufigkeit 65
- ausbleibende Wirkung 181ff.
- Erlernen und Ausbildung 183ff.
- Gegenbewegungsprinzip 33f., 69
- Grundkonzepte 36f.
- Kontraindikationen 35
- Nachsorge 65
- Prophylaxe 65
- Reaktionen des Körpers auf 35f.
- Schmerzen bei der 35f.
- Therapieform 65
Zusammenhänge im Körper bei Beschwerden 12f.
Zusammenspiel des gesamten Organismus 13
Zwerchfell, Funktion beim Atmen 22, 48ff.